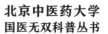

北京中医药大学
国医无双科普丛书

关于吃
中医有话对你讲

北京中医药大学国医堂编委会 编著

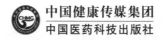

中国健康传媒集团
中国医药科技出版社

图书在版编目（CIP）数据

关于吃 中医有话对你讲／北京中医药大学国医堂编委会编写. — 北京：中国医药科技出版社, 2019.11

（北京中医药大学国医无双科普丛书）

ISBN 978-7-5214-1282-6

Ⅰ.①关… Ⅱ.①北… Ⅲ.①食物疗法－基本知识 Ⅳ.①R247.1

中国版本图书馆CIP数据核字(2019)第164310号

美术编辑　陈君杞
版式设计　大隐设计

出版	中国健康传媒集团｜中国医药科技出版社
地址	北京市海淀区文慧园北路甲 22 号
邮编	100082
电话	发行：010-62227427　邮购：010-62236938
网址	www.cmstp.com
规格	880×1230mm $^1/_{32}$
印张	4 $^1/_2$
字数	117 千字
版次	2019 年 11 月第 1 版
印次	2019 年 11 月第 1 次印刷
印刷	三河市万龙印装有限公司
经销	全国各地新华书店
书号	ISBN 978-7-5214-1282-6
定价	32.00 元

版权所有　盗版必究

举报电话：010-62228771

本社图书如存在印装质量问题请与本社联系调换

获取新书信息、投稿、为图书纠错，请扫码联系我们。

内容推介

　　本书是"北京中医药大学国医无双科普丛书"之一，主要精选人们生活中非常关注的相关健康养生问题，教您如何通过食疗养好脾胃、养好肺、降血脂等，邀请来自享誉京城的北京中医药大学国医堂的权威专家们，通过和嘉宾面对面交流的形式，对相关问题进行深入浅出地解答，并给出详尽、实用且易操作的调养方法。该书内容直观清晰、通俗易懂，使广大读者不仅能学习到相关中医专业知识，而且也能学会解决自己日常生活中的诸多困扰。

关于吃
中医有话对你讲

丛书编委会

总　策　划　　　　徐安龙

专家组成员　　　　王　琦　谷晓红　张其成　苟天林

主　　　编　　　　石　琳

编　　　委　　　　（以姓氏笔画为序）

丁　霞　于天源　马文珠　马军光　马淑然　马惠芳

王　彤　王　停　王天芳　王玉英　王庆国　王国宝

王荣国　王素梅　王雪茜　孔军辉　田　昕　田阳春

白俊杰　冯春祥　刘　敏　刘大新　刘晓燕　刘铁钢

闫喜换　关　静　孙晓光　李卫红　李玉峰　李成卫

李献平　杨　桢　谷世喆　张　冰　张　林　张立山

张红林　张春荣　张惠敏　张新雪　陈　红　陈　萌

陈子杰　陈幼楠　林　燕　林亚明　畅洪昇　郑丰杰

赵　琰　赵岩松　赵慧玲　郝　钰　胡素敏　侯中伟

祖　娜　姚斌彬　钱会南　徐　书　高　琳　高思华

郭　华　唐启盛　崔述生　符仲华　尉中民　蒋　燕

韩　玉　景录先　程发峰　鲁　艺　戴雁彦　魏玉龙

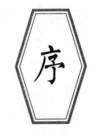

我眼中的中医

　　"国医堂"始创于1984年，是北京中医药大学服务百姓的一块"金字招牌"，是弘扬和展示博大精深中医药文化的窗口和基地。经过35年建设，"国医堂"这块金字招牌也已深深扎根于广大病患的心目中。如何充分挖掘和利用好国医堂专家们的中医智慧，为更多百姓的健康保驾护航，成为大家心心念念的一个愿望。今天，该丛书的出版，就是我们开始实现这个愿望的第一步。这套丛书汇集了国医堂公众号成立三年来，各位专家和工作人员付出的努力。正是他们坚持不懈的默默耕耘，才积累出了我们现在看到的400多期视频。可以说，该系列丛书的推出是三年来中医科普工作厚积薄发的体现。

　　正如我们北京中医药大学的校训所说，"勤求博采，厚德济生"。作为中医药高等学府，北京中医药大学不仅要培养高级中医药人才、开展中医药科学研究，更要利用专业特长服务百姓、回馈社会，传承弘扬中医药优秀传统文化。作为校长，我感动于国医堂的专家们，在百忙之中，能从小处着眼、用心做中医的科普推广。解决医学难题固然重要，传播健康理念更是功在千秋。我希望更多的北中医人加入到中医科普的队伍中，服务健康中国战略。

中医是中华民族的瑰宝，是五千年中华文明的精髓。虽然"百姓日用而不知"（语出《周易·系辞传》），但不可否认，中医药已经深深融入并影响着我们的生活。作为非中医专业人士，我很早就接触了中医，如今对中医药这一民族瑰宝有了更深入的了解及更切身的体验，我已经被中医药的魅力深深吸引。这套丛书的目的不是让大家都变成"大夫"，而是要提升大家的健康素养；是为广大百姓答疑、解惑、传递健康知识；是要让百姓对中医听得懂、信得过、学得会、用得上。

在我们这样一个13亿多人口的大国，如果我们不采取"育医于民"的政策，给民众传授以呵护自己健康的基本医学知识，而只是依靠医生和医院等各种医疗机构来把控，我们即使有再大的财力，也是不能完成健康中国这一建设目标的。因此，我一直鼓励我们北中医的专家学者和学生来积极推动医学知识的普及，让民众能更加有效地驾驭自身健康。为此，我希望广大读者能够通过这套丛书，对中医知识多一些了解，领会中医药的魅力，助健康之完美。故乐为之序。

北京中医药大学校长

2019 年 4 月 19 日

前言

　　和很多人的经历不太一样的是，我从小对"穿白大褂"的人没有恐惧感，这可能跟我的父母都是医生有关。相反在我的印象里，医院是一个很好玩的地方，尤其是弥漫着药香的草药房：数不清的药斗子、精巧的小铜秤、叮咚作响的药杵……这些都深深留在我的童年记忆里。后来自己学了医，对生命和疾病有了更为深刻的认识，也慢慢体会到疾病给人们带来的诸多痛苦，也才理解了对于一个普通人来说，想清晰地知道该到哪里就医、该如何就医，又是一件多么困难的事情。可能是"恨屋及乌"吧，这也就是为什么"穿白大褂"的人被大人们拿来吓唬小孩子了。

　　五年前，我有幸成为享誉京城的北京中医药大学国医堂的第七任负责人。这让我有机会接触到形形色色的患者。在工作中我发现，很多人不仅仅会受到病痛本身的折磨，更多的痛苦和焦虑是因为对健康或疾病相关知识的缺失所致。记得有一次，一个病人同时挂了三位专家的号，忙活了一上午看完病拿着三张不同的处方来找我，问"为什么都是给我看病，却开出了三张不同的处方，我到底该按哪张方子抓药呢？"他的问题让我哭笑不得，但同时从他的问题中我知道这位病人对中医几乎是完全不了解，自然也不懂得该如何正确地看中医。给我印象很深的还有一位患者，是一位50多岁的中年男士，来的时候非

1

常焦虑不安，说自己身体上突然出现对称的圆形红斑，担心得了什么奇怪的病。我在检查了他所说的红斑之后问他："您最近是否做过心电图的检查？"他说："三天前做过。"于是我向他解释，这个红斑只是心电图检查时电极留下的痕迹。听言他如释重负，表示感谢之后开心地离去。而我却在心中暗自感慨：有多少人是因为这种对疾病的无知所产生的恐惧而"患病"的呢？也就是从那时起，我就在想作为医生仅仅解决疾病本身的问题是远远不够的，只有让更多的人学习一点健康知识、了解一些疾病常识，才能更好地帮助大家远离疾病，健康生活。打造《生活无处不中医》这档视频栏目的想法由此产生。

当我把这个想法同多位国医堂专家进行交流的时候，没想到竟受到大家的一致赞同。大家都非常愿意也认为很有必要，把自己在临床实践中遇到最多的问题、感受最深的体会、效果最好的方法拿出来分享给广大朋友，以期为广大患者普及一些健康的小知识、讲一点中医的小道理、教一个实用的小妙招。《生活无处不中医》的栏目自 2016 年 11 月开播以来，已经推出了几百期，有将近一百位国医堂的专家参与了录制，累计播放 2100 多万次，受到广泛好评。观众们的厚爱让我们备受鼓舞！于是我想，是不是可以将这些视频分门别类之后结集出版呢？这样就可以把一个一个视频串起来，变成大家生活中手边的健康手册，遇到问题可以更方便地查阅和学习。

一次偶然的机会，我和中国健康传媒集团中国医药科技出版社的白极副总编辑聊到了这个设想，受到她的热情鼓励。她高度认可了我们不仅解决人们的疾病问题，更要教会大家如何健康生活的理念，更是对于出版给予了很多非常专业的建议和指导。于是今天，《生活无处不中医》这档栏目才得以和大家以这种全新的方式见面。在此，我对白极女士的帮助和中国医药科技出版社的大力支持表示由衷的感谢!

　　"生活小道理，中医大智慧"。愿所有的朋友们通过这套丛书，都能够从流传五千年的中国传统医学中汲取正确看待生命和疾病的智慧，从容面对生活、享受美好人生。

石琳

2019 年春末　北京

目录

三餐吃不对，脾胃好不了

※

脾胃病都是吃惹的祸，消化不良、胆囊炎、消化系统的癌变，竟然都有可能是吃出来的，饮食无节制，时饥时饱，过饥过饱，嗜食生冷、寒凉等食物，都是引发脾胃疾病的重要原因，那么我们一日三餐应该如何吃呢？

扫描二维码
听医生为您讲解详情

北京中医药大学国医堂主任医师：李志刚

• • • •

李志刚，1965 年生，二级教授，主任医师，针灸学博士，博士研究生导师，师承张缙老师等针灸大家，并从事二十余年的针刺手法及针刺干预中枢神经损伤机制的研究，临床擅长治疗各种疼痛、神经系统、消化系统、运动性及功能性疾病。

嘉宾：

李老师，我们常说脾胃不和都是吃惹的祸吗？

专家：

是的，吃什么，怎么吃，什么时候吃，都需要科学地规划，千万别等到"想吃点什么就吃点什么的时候"，那可能就是疾病的晚期了。我们常说饮食不节，中医学上认为节是"节律""节制"。

节律：音乐有节律，吃饭也有节律，每天应按时吃饭，不能早上不想吃，晚上再大吃一顿，时间长了肯定影响健康，腹型肥胖也随之而来。

节制：不能想吃就吃，想吃多少就吃多少，一直吃到撑为止，这是暴饮暴食。

定时有规律的三餐是养好脾胃的基础。

暴饮暴食会损伤肠胃。

嘉宾：

我们应如何吃饭才有节律呢？

专家：

从时辰来看，辰时是胃经当令（当令即当值，是指在该时辰某经络正当值）。早餐，应该在辰时7~9点之间吃，此时胃经经气最旺，人体气血将汇聚到胃腑，是吃早餐的最佳时期。

午餐，是小肠经当令。因为吸收营养是在小肠经，但营养的吸收需要时间，所以午餐建议在午时11~13点之间吃，小肠经在此时间段对人的营养进行调整，泌别清浊，有利于营养的消化吸收。

晚餐，应尽可能安排在酉时17~19点，此时肾经当令，肾经气血最旺、功能最稳定。但如

辰时为早上7~9点是胃经当令的时刻，此时胃气充盈，吃早餐有助于养护胃气，提供能量。

11~13点（午时）是午餐时间，此时小肠经当令，如不补充营养会使小肠经气受损，影响脾胃功能。

今人们工作、生活节奏快，晚上工作到很晚，吃完晚餐基本已过9点，休息会更晚，长期下来很容易导致肥胖。

所以饮食也要节制，《黄帝内经》说："饮食自倍，肠胃乃伤。"饮食自倍是指饮食太没有节制，该吃时不吃，不该吃时却吃得很多，尤其很多人都有不吃早餐的习惯。

不吃早餐到底有多大危害？首先要清楚一个事实：无论你吃不吃饭，人体内的肝细胞都在持续不断地分泌胆汁，那么没有吃饭时分泌的胆汁没能用来消化食物，而是在胆囊部位聚集、浓缩，久而久之就形成了结石即胆结石，所以胆结石很可能是由于不吃早餐引起的。

以上几点都是导致脾胃不和的重要原因，除此之外，比如吃饱饭后经常打嗝（中医学叫胃气上逆）引起膈肌痉挛，这显然跟吃没吃、吃什么没关系。

胃应该以通为顺，胃气上逆是胃功能不好的一个显著表现。再者，打嗝之后吐酸水或者吞酸，说明胃有炎症，甚至有胆汁，这也是胃气上逆，或伴发胆囊炎的症状表现，这些若不加以注意，严重时可能会出现萎缩性胃炎，胃就有癌变的可能了。

嘉宾：

　　这真的挺可怕的。

专家：

　　还有一种胃病叫反流性食管炎，症状表现

按时吃午餐利于在小肠精力最旺盛的时候吸收营养。

晚餐应在17~19点（酉时）完成，否则会导致"胃不和则卧不安"。

吃得过多容易损伤肠胃。

不吃早餐可能会引起胆结石。

胃气上逆：指胃的气机逆转向上所引发的病症。表现有：腹胀、腹痛、呕吐、呃逆（打嗝）、干哕、不思饮食等。

为：在心窝口部位有痛感、呕吐等，可引发食管癌的危险。此外，长期的胃炎、胃溃疡也都有发生胃癌的危险。癌变的一般过程是：器官先产生炎症，慢慢地被腐蚀，时间长了就可能有发生癌变的风险。

我们常说胃有三怕：怕生、怕凉、怕撑。

1.怕生；2.怕凉；3.怕撑。

嘉宾：

这都是我们常干的事呀。

专家：

另外，胃实际上更怕烫。有的人喜欢喝滚烫的茶水，一阵热流下来，胃感觉特别滋润。殊不知烫对胃或食管黏膜的损伤有多大，相当于得了一次食管炎，时间长了很容易引发食管癌。

长期食用过烫食物易损伤食管黏膜。

当然，如果因爱吃油腻的食物导致肚子不舒服了，这可能使得原本很好的肠胃功能突然减弱；如果爱喝凉水，长期会使得胃虚寒。若要养胃气，须用温热的方法，比如早晨起来喝点温开水和粥，忌食生冷食物，这样脾胃就不那么虚寒了。若胃偶尔会疼，表明胃有炎症。此外，如果食欲减退，说明胃消化功能减弱，导致脾胃不和、食欲不振，这是脾虚的表现。以上均是因不良饮食习惯引起的脾胃不适。

中医有金元四大家，其中有一位很有名，叫李东垣，他写了三本非常著名的书——《脾胃论》《内外伤辨惑论》《兰室秘藏》，奠定了他在脾胃界一代宗师的地位，他曾有句话"脾胃乃伤，百病尤生"，意思是脾胃不和，百病就都来了。

根据中国营养学会公布的中国居民平衡膳食宝塔，让人们养成良好的饮食习惯。宝塔从下到上共有五层：第一层是主食，是宝塔的根基，主要包括谷物和薯类。

嘉宾：

薯类包括白薯、红薯、马铃薯等。

专家：

已有研究表明，红薯具有抗癌的作用，我们应该多吃。

第二层是蔬菜和水果类，每天应保证摄入一定量的新鲜蔬菜和水果。

第三层是蛋类、畜禽肉类和水产类等高蛋白的食物，要求每天的摄入量应分别控制在 50~75、40~100、25~50 克之间。

嘉宾：

那可太少了。

专家：

其实每天吃少量的肉，再通过摄入其他食物中的蛋白质，每天蛋白质的总摄入量也就足够了。

第四层是奶类及奶制品、大豆及坚果类等。每天喝一杯牛奶或者豆浆，可健脾祛湿。

第五层是油和盐，油每天的摄入量在 25~30 克之间。

可适当用薯类代替米饭做主食。

嘉宾：

　　油量真需要控制。假如吃一顿水煮肉片，油肯定超量。

专家：

　　还有更需要关注的就是盐。盐每人每天的摄入量应不超过 6 克。它的摄入量多少对高血压的影响非常大。

嘉宾：

　　所以，我们真应该好好吃饭。

重点回顾

　　1.《千金要方》中说饮食宜时，即吃饭要定时有规律，这样才能养好脾胃的根基。

　　2. 改掉伤脾胃的饮食习惯：第一，切忌暴饮暴食，每餐七八分饱即可；第二，不规律的饮食容易引起胃炎和消化性胃溃疡等疾病，最好制定一个饮食作息表，并严格遵守；第三，脾胃最怕寒凉、生冷的食物，会伤及脾胃，影响消化吸收；第四，常吃过烫的食物易引起浅表性胃溃疡和其他疾病。

　　3. 专家建议根据健康膳食宝塔养成良好的饮食习惯，养好脾胃。

跟着中医学吃饭

你会吃饭吗？说到这个问题，也许你会发笑：这还是一个问题吗？人生下来就会吃饭，但是你吃饭的方式会给你带来最大的健康吗？如今生活中很多人一日三餐都没有固定的时间，饿了就吃，不饿就不吃，更有的是爱吃什么就吃什么，想吃多少就吃多少，如果告诉你其实这样是错误的，你又是否相信呢？下面我们就打开趣味之门，来说说吃饭那些事！

扫描二维码
听医生为您讲解详情

北京中医药大学国医堂副主任医师：孙晓光

••••

孙晓光，北京中医药大学副教授，硕士生导师，副主任医师。全国第五批名老中医彭建中教授学术继承人，赵绍琴名家研究室主要成员。对历代中医名家学术思想有较为深入的研究，中医理论功底深厚，擅治各类慢性肾病、妇科疑难杂症、内分泌和消化系统疾病，以及亚健康状态的调理。

长期饮食不规律会损害身体健康。

嘉宾：

孙老师，民以食为天，我们每天要吃三顿饭，可有时因为某些原因，早饭不吃，中午、晚上吃饭不定时，导致身体经常不舒服，肚子疼、胃疼。

专家：

您说的这个现象目前在大都市中普遍存在，甚至有时晚上还要应酬，一顿饭要吃几个小时。从中医角度来说，这种饮食方式完全破坏了中医膳食的养生规律。

嘉宾：

但如今生活节奏这么快，白天吃饭已经不规律，如果晚饭再不好好吃，感觉太亏了！

专家：

早上脾胃易吸收，应吃饱吃好。

我们每天的膳食节律，是要和脾胃功能相吻合的。当早晨起来，随着阳气的升发，脾胃的运化能力开始增强，而且上午的运动量、工作量也比较大，所以早餐最应该被重视，品种尽量丰富些，量要适当多一点；而午餐相对来讲，可以吃得更多更好，千万不要等到用晚饭去弥补，这是绝对错误的。

晚餐不宜食入过多，不好消化。

脾胃消化不好会导致食欲不振。

晚餐，假如经常从6点吃到8~9点，回到家以后，11点就睡觉，这中间大约两个小时用于食物的消化和吸收是很不充分的。第二天早晨起床后胃里还有未消化完的食物，此时食欲就会减弱，对早餐自然没什么兴趣。长此以往，这就形成了恶性循环。所以建议晚餐可以适量喝点粥、吃些蔬菜，以清淡为主。

嘉宾：

可现在好吃的东西那么多，没有食欲怎么办？

专家：

当没有食欲时，第一步应先减少饮食量，正好给脾胃一个缓冲的机会，以减轻它们的负担。因为我们并不知道进入人体内的食物要动员多少组织和细胞去消化、吸收和代谢，经过它们的"工作"会使得身体功能有所减弱。这就是中医常说的胃主受纳、脾主运化。

所以，如果这时还给脾胃增加过多的负担，不就把它们累坏了吗，因此第一步先给身体减少些工作量，若减少完还是感觉身体不舒服，就可能需要用中药去调理一下脾胃了！

嘉宾：

可现在年轻人每天上班都很忙，下班回到家以后，父母一般都会为我们准备很多饭菜，鱼和肉总是少不了的，但吃完以后胃又会不舒服，您说这该怎么办？

专家：

这在临床上很常见。曾经有位老年患者就是这样，我劝他少吃点，尤其是晚上要吃得清淡点，

饮食过量会加重脾胃负担。

他说："不行！我们家晚饭必须得有肉，因为姑爷爱吃。我们东北人要是因为没给女婿吃肉被传出去让邻居们听见了肯定会被笑话的。"没过多久，他女婿也到我的门诊看病了，我叮嘱他们全家都别再吃肉了。

老人爱孩子的这份心，我们是可以理解的，但为了所有人的身体健康，我要告诉老人："别再等孩子吃饭了。"老人等你们吃晚饭到七点多，吃完没过多久又该睡觉了，这中间消化食物的时间并不足够。很多老人所患的代谢性疾病都和这种错误的膳食习惯有关。

老年人吃晚饭不宜太晚。

嘉宾：

老年人的消化功能越来越差，他们到底应该怎么吃才能保障健康呢？

专家：

老年人最好吃一些软烂、易消化的食物，并且一定要细嚼慢咽，多咀嚼更有利于促进消化酶的分泌，帮助消化食物。吃完晚饭后再出去遛会儿弯。

细嚼慢咽可帮助食物消化吸收。

嘉宾：

遛多久呢？

专家：

半小时左右，这样晚饭距离睡觉的时间差相对来讲要长一点。

嘉宾：

这个时间差大概多久就可以了？

专家：

把握一个度就行，即睡觉时感觉肚子里不存食。如果仍然有饱胀感，那么以后晚饭的量应该再减一减，同时这个时间差也要再长一些，但也别饿着，会很难受，总之要把握一个度！

很多老年人来门诊看病，阐述病情时说，已经按照医嘱做了，饭吃得很少，尤其晚上就吃半个花卷。当时我很难理解，但后来仔细问才明白，原来他们为了养生每天还会额外再吃六个枣、六个核桃、两个苹果，这才是问题之所在。尽管他们一日三餐的饮食量并不大，但他们整体摄入的总量太多，认为只要食物有营养就吃，但从中医角度来讲，什么才是一个正常健康的脾胃呢？要能食还能耐饥。

能食，即能食而不肥，要吃易消化吸收而不致肥胖的食物；还要有一定的耐饥能力，有的人一饿马上就低血糖，须立即吃些东西补充糖分，这其实是一种病理状态，需要去调理。

老年人应在腹部没有饱胀感后睡觉。

嘉宾：

但我总听父辈跟我说："饿的时候就该赶快吃东西。"这种说法对吗？

专家：

当我们感觉到饿得不舒服时，确实需要少量吃些东西，但要选择适合自己的食物，比如消化不良

消化不良人群食用小苏打饼干有助消化。

的人应该吃小苏打饼干，千万不能吃奶油蛋糕。

嘉宾：

饼干种类那么多，您为什么只挑小苏打饼干？

专家：

因为小苏打饼干容易消化。

嘉宾：

孙老师，我一般午餐后不到两小时就开始饿了，可是我朋友总说我午餐吃得并不少，怎么还饿得那么快呢？

专家：

这个问题也比较常见，民间有一句话叫"火化食"，不知道您听说过没有？

嘉宾：

"火化食"？这还真没听过。

专家：

即体内火太盛，化食化得太快了。

体内有火会加快食物消化，增强饥饿感。

嘉宾：

就是食物消化得太快了吧？

专家：

对！我开始主要说的是有关脾胃功能的减弱

方面，但其实脾胃功能也有偏亢的情况，正如上面您刚说的这种情况。

如果您饿得快的原因能排除不是因为吃得少的情况的话，那么您应该去医院做一次全面检查，看看是不是内分泌出现了问题，比如最常见的甲亢（甲状腺功能亢进症），即多食、易饥。

嘉宾：

听完孙老师的讲解，我发现我们在日常饮食中踩了不少雷区，我决定从今天开始，改变饮食习惯，好好吃饭！

重点回顾

1. 食欲不好、胃部不适的原因：大多都是吃饭惹的祸。

2. 健康的饮食习惯：早上要吃饱，早上阳气生发，身体需要补充营养；中午要吃好，晚上要吃少，不宜过晚，并吃一些容易消化吸收的食物。

3. 远离"认为好的食材就全部摄入"的养生误区，针对不同人群要有所删减，饮食过量会加重脾胃负担，出现消化不良，胃部不适。

4. 生活中健康的饮食方式应该是食而不肥，让食物下肚后可以很好地在肠中消化，体重也不增不减。若身体长期处于饥饿状态，即多食、易饥，可能是甲亢，建议去医院就诊。

※中医教你吃水果

扫描二维码
听医生为您讲解详情

生活中，我们总是听说吃水果好处多，所以有些人就拼命地吃，出门时包里放着苹果，休息时茶几上葡萄、香蕉不断，吃饭后还总有一份水果沙拉当甜点！不可否认，水果有益健康，但是你又是否知道吃水果也是有讲究的，吃的不当不仅对身体没有补益作用，反而会伤害身体健康！那么水果应如何健康正确地吃呢？

北京中医药大学国医堂副主任医师：孙晓光

• • • • •

孙晓光，北京中医药大学副教授，硕士生导师，副主任医师。全国第五批名老中医彭建中教授学术继承人，赵绍琴名家研究室主要成员。对历代中医名家学术思想有较为深入的研究，中医理论功底深厚，擅治各类慢性肾病、妇科疑难杂症、内分泌和消化系统疾病，以及亚健康状态的调理。

嘉宾：

　　水果，大家肯定都爱吃，它营养价值高，老少皆宜，但我好像听说，吃水果是有讲究的：早上吃是金，中午吃是银，晚上吃是废铜烂铁。

专家：

　　对！临床上经常有一些患者反馈，吃水果主要有几种原因：一是认为水果中的维生素含量高；二是吃水果美容；三是认为多吃水果有助于排便，尤其是老年人；四是晚上不吃主食，以水果代餐，认为可以减肥，以女生居多。

嘉宾：

　　对，有苹果减肥法，一次吃五个。

专家：

　　水果到底适不适合所有人吃，这个还需进一步探讨。比如有的人吃了水果以后会有便秘、腹泻，甚至过敏等症状发生。所以能不能吃水果关键还得看脾胃功能怎么样，或者换句话说，看脾胃的阳气怎么样？

嘉宾：

　　看阳气足不足。

专家：

　　其实人的脾胃就相当于一口锅。人们发明火、炊具是因为吃生冷的食物容易消化不良，易生病。

如果每个人都有像老虎那样的脾胃，别说吃水果了，吃生肉都不在话下。

所以如果当脾胃中的阳气不够时，也就是这口锅里的火力不足时，给它吃太多的生冷食物，对它来讲无疑是有害无益的！

脾胃虚弱、脾阳不足人群不适合吃凉性水果。

嘉宾：

孙老师，生活中大部分水果都属于偏凉性的，但南方的水果，比如龙眼、榴莲不都是热性的吗？

专家：

瓜果的生冷，是指瓜果的偏凉属性。而龙眼是偏温性的，适宜脾胃虚的人吃，但是也有些人吃龙眼会上火，所以要区别对待。

要根据自身体质食用水果。

16

嘉宾：

水果挑人，人也挑水果。有些水果对部分人反而是有危害的。一般人都认为吃水果对皮肤好，但是我发现有时候水果吃得多皮肤却还是干干的，这是为什么呢？

专家：

没错，另外还有很多人吃了水果后脸上反而会长痘痘。

嘉宾：

这就不懂了，一般人上火后易长痘痘，可为什么吃凉性水果也长痘痘呢？

专家：

　　很多患者对此都不理解，其实这在临床上很常见，因为在人体下腹部出现寒凝血瘀之后，人体的血液循环不畅，会出现瘀而化热上冲的表现，最常见的例子是月经期女性在经期过后痘痘会自行缓解。此时身体的血瘀通了，火也有了去路，因此在对这类人群进行治疗的时候，绝对不能用寒凉药，而应用温性药来通经、散寒。

寒凝血瘀人群不适宜食用寒凉食物。

嘉宾：

　　这个很神奇。所以有的女性月经期长痘，吃西瓜反倒是错误的。

专家：

　　越吃痘痘越严重。

嘉宾：

　　您刚才说有些人可能不适合吃水果，这怎么辨别呢？

专家：

　　从舌头状况来判断。对于阳虚体质，脾胃阳气不足者：舌体胖大，舌淡白，有齿痕，舌苔偏白腻，这类人不适于吃生冷的瓜果。较严重的是那些痛经、寒凝血瘀的人，她们的舌头不是简简单单的胖大、淡白，而是偏瘀暗，有的舌头边缘还会出现紫斑，即瘀斑。

阳虚、寒凝血瘀、脾肾阳虚体质人群不适宜吃水果。
阳虚者：舌体胖大，舌色淡白有齿痕，舌苔白腻。
寒凝血瘀者：舌质瘀暗、瘀斑，舌苔白腻、水滑。

嘉宾：

　　舌头上还会长斑？是那种小点状吗？

专家：

　　对，有的呈小点状，有的呈片状，这说明身体有瘀血，然后再整体判断是否寒凝血瘀，是否属于偏寒体质。另外，舌苔白腻、水滑，即伸舌头时，如果伸出的时间稍长就会流口水，说明体内的脾胃阳气已经不再运发，吃再多水果也无济于事，可能症状还会加重。

　　除了舌头上的表现，一般还可以通过经常手脚冰凉、腰膝和腹部有冷感、面色偏白、容易腹胀腹泻等综合症状去判断自己到底适不适合吃水果。

嘉宾：

　　那么正常人的舌头应该是什么样的呢？

专家：

　　舌淡红、薄白苔。

嘉宾：

　　他们可以吃水果吧？

专家：

　　是的，但也要控制量，最好不要吃反季节的和冰镇的水果。

脾肾阳虚者：手脚冰凉，腰膝、腹部有冷感，面色白，怕冷，腹胀腹泻。

嘉宾：

　　现在市面上有各种奇奇怪怪的水果，吃哪些水果对身体更好呢？

专家：

　　门诊时总有患者问我这个问题，我会告诉他，吃最便宜的水果最好。

嘉宾：

　　真替我们省钱。

专家：

　　其实我的意思是现在什么水果大量上市就吃什么水果，即应季水果。反季节水果一般是通过大棚培育出来的，对人体健康的影响不得而知，反倒不如吃应季水果来得更安全，更何况在冬天吃西瓜，价钱肯定要比夏天吃贵得多。

嘉宾：

　　用价钱来衡量该吃什么水果果真是最简单、最直观的一种方法。

专家：

　　但是每个人的体质各有差异，不要盲目跟风。如果拿不准建议您问一下中医专家。

嘉宾：

　　您刚才说的都是不适合吃水果的相关情况，

要选择应季水果补充身体所需营养。

19

那么什么人适合吃水果呢?

专家：

总体来讲，体内火比较旺的人适合吃，即"那口锅"里火力比较足的人。比如平时容易口干口渴，舌偏红，主要就是因体内真的有火引起的，这类人可以适当多吃些水果。若舌体偏瘦而非胖大，无舌苔或者少苔或者舌头有裂纹，舌质偏红，这类人多吃点水果也是没问题的。

嘉宾：

看来吃水果真是一门学问，注意千万别一次吃太多，这一定是不可取的。

舌质偏红、少苔人群适宜吃水果。

重点回顾

1. 中医学认为食物都有四气五味，每种水果也都有它的个性，吃到体内，会产生温、凉、寒、热的不同作用，这就需要和人的体质情况相匹配。

2. 适合多吃水果的人群：身体内火旺盛，平时容易口干口渴，舌质偏红少苔的人。

3. 不适宜吃水果的人群：平时脾胃虚弱，容易手脚冰凉，腰膝、腹部有冷感，面色白，怕冷，腹胀腹泻，舌苔白腻或水滑的人。

4. 对于食用水果，专家提醒切忌盲目跟风，多吃应季水果，避免食用反季水果给身体带来不适。

牛奶性寒，你喝对了吗

※

牛奶是最古老的天然饮料之一，被誉为"白色血液"，我们常常听到这样的说法：牛奶营养价值高、能补钙，常喝牛奶可以强壮身体，但是你是否真的了解牛奶呢？为什么这些人喝完牛奶会出现不同的不适呢？到底牛奶是否真的像广告语里写的那样好处多多呢？今天我们就聊聊牛奶这个补钙神器，是我们喝的有问题，还是牛奶就根本不适合你呢？

扫描二维码
听医生为您讲解详情

北京中医药大学国医堂副主任医师：孙晓光

• • • •

孙晓光，北京中医药大学副教授，硕士生导师，副主任医师。全国第五批名老中医彭建中教授学术继承人，赵绍琴名家研究室主要成员。对历代中医名家学术思想有较为深入的研究，中医理论功底深厚，擅治各类慢性肾病、妇科疑难杂症、内分泌和消化系统疾病，以及亚健康状态的调理。

嘉宾：

牛奶，是我们很多人的餐桌必备、家庭必备，从小我妈就跟我说多喝牛奶能长个。但现在却有人说牛奶对身体不是很好，是这样吗？

专家：

曾有这样的口号："每天一杯奶，强壮中国人"，身体素质的提高都靠牛奶，把牛奶夸得神乎其神。

不过现在人们对此有了不同的声音，比如说牛奶是牛血，属阴寒，一些人喝了之后会出现腹泻（肠胃不易吸收的表现）、过敏等症状，所以大家也不知道究竟该如何正确地看待牛奶了。

嘉宾：

我也曾听说过：牛奶是由血液演化而来，这种说法有科学依据吗？

专家：

中医上对于乳制品的认识由来已久。《神农本草经疏》是一部有关中医学本草非常有名的著作，其中对母乳进行了阐述："人乳乃阴血所化，生于脾胃，摄于冲任。未受孕则下为月水，既受孕则留而养胎……。"意思是：人乳是通过饮食入胃以后，经过运化得来的。在未受孕之时，人乳以月经的形式出现，如果已经怀孕了则对胎儿是一种补养的作用，牛奶和羊奶也有与此相似的功效。

嘉宾：

孙老师，母乳和我们平时喝的牛奶有什么区

别呢？到底哪种好？

专家：

与牛奶相比，母乳有优点也有缺点。从牛的膳食结构来看，它是以素食为主，主要吃草，其饮食结构相对简单，所产的牛奶里的成分也相对较纯，而人类的膳食结构较复杂，每天会吃很多如调味料等的刺激性食物，对其所产的乳汁的质量肯定会有影响。

另外，情绪的变化也会影响奶的质量。古人认为，不管是牛还是羊，它们并不具备人的七情，而人的心情却可能每天都在变。

嘉宾：

因此，母乳对母乳喂养的宝宝也会有一定影响。

专家：

是的。众所周知，哺乳期妈妈某天心情不好就有可能把奶憋回去了。其实我认为牛、羊等动物也是有感情的，比如在环境优越的大草场上与在牛棚里生活的牛所产的奶的品质肯定是有差别的。

哺乳期女性的心情会影响母乳质量。

嘉宾：

对，好多牧场场主还会给牛听交响乐。那么能不能说牛生存的环境越好，所产的牛奶就越容易被人体吸收呢？

专家：

一种食物的营养价值如何和能否被人体吸

高营养成分不等于易吸收。

收是两个概念，比如有的人一喝牛奶就腹泻。

嘉宾：

　　说明他对牛奶的吸收不好。

专家：

　　牛奶偏寒性，对于脾胃虚弱、阳气不足的人来说，他喝了之后并不容易消化。这就是为什么很多人虽然每天喝奶，但他们不但没有补到充足的钙，反而身体还总有不适，有消化不良、过敏等症状。

嘉宾：

　　所以有些人是不适合喝牛奶的。

专家：

　　对！这主要归因于个人体质的差异。

嘉宾：

　　那么在日常生活中哪类人群更适合喝牛奶呢？

专家：

　　一般来讲，偏阴不足、偏火旺，体形较瘦，面色偏红的这群人比较适合喝牛奶。从舌苔看更为关键也更易辨别，如果舌质偏红、少苔，平时阴气不足同时还易上火，这类人适宜喝牛奶。

脾胃虚弱人群喝牛奶不易吸收。

舌质偏红、少苔人群适宜饮用牛奶。

嘉宾：

如何判断自己是否适合喝牛奶呢？有什么简便方法或者标准吗？

专家：

先说复杂点的鉴别方法。首先应对自己的体质有一个清楚的认识，比如脾肾阳虚体质的人，手脚发凉，必须吃热食，这类人不适合喝牛奶。

其次，用手摸一摸胃脘部和脐部周围，如果平时经常有冷感，可认为他属阴虚体质，牛奶偏寒，这类人也不宜喝牛奶。

此外，平时在饮食上经常大鱼大肉，体形相对较胖的人，蛋白质和脂肪的摄入过量，这类人则更没必要去喝牛奶了。

再说简单点的鉴别方法：先喝一杯牛奶，半小时之后，照镜子看自己的舌苔。如果舌苔薄白则适宜喝牛奶，而如果舌苔还挂着牛奶的白腻，或者有的人可能还会打嗝，嗝出奶味，则说明您对牛奶消化利用率差，建议您还是喝粥为好。

> 脾肾阳虚者，不适宜喝牛奶。

> 胃部腹部寒冷（阴虚体质）者，不适宜喝牛奶。
> 体形偏胖者，不适宜喝牛奶。

> 饮用牛奶自检法：看舌苔。
> 饮用牛奶后舌苔薄白则为适宜。
> 饮用牛奶后舌苔白腻则为不适宜。

嘉宾：

这个方法既简单又方便。

专家：

对！我身边还有人说，牛奶刚喝进去就感觉胃部发凉。其实在南方早有一种甜品叫"姜撞奶"，

25

即在牛奶里加入姜，可以抵消牛奶的寒性。

嘉宾：

生姜撞奶，生姜的温热和牛奶的寒性正好可以中和。对于常温奶，偏寒体质的人不太适合喝，可如果把奶加热了再喝会不会好些？

专家：

这是一个经常遇到的误区，食物的寒、热、温、凉属性和温度是两个概念。所以，即使把牛奶加热了，它的偏寒属性也是不会改变的。

比如，让一个脾肾阳虚的人分别喝热的和凉的牛奶，两种情况对他的脾胃的影响显然是不一样的，喝热牛奶对脾胃更好，但这并不意味着他就适合喝。

嘉宾：

喝牛奶真是一门学问啊！牛奶不能因为其营养丰富就像喝水一样多喝，也不是所有人都能喝。

专家：

对！您回去后一定要把这些事实跟家里人及身边的老年人讲清楚。特别是老年人的观念很难改变，加上电视上对牛奶的各种盲目宣传。其实对我们中华民族来说，汉族人的体质更适合以谷物为主食。

嘉宾：

所以多喝粥比较养身体？

牛奶加热也无法改变其寒凉属性。

饮用牛奶要根据自身体质而定。

专家：

对！粥的品种很多，比如紫米粥、薏米粥、大米粥等都有不同的营养价值和保健功效。若要养脾胃，小米粥是最佳选择。

常喝小米粥可起到养脾胃的功效。

重点回顾

1. 中医学认为牛奶并不适合所有人饮用，许多人饮用牛奶后出现腹胀、大便不成形、舌苔白腻等症状。

2. 饮用牛奶要根据自身体质而定。因为牛奶的属性寒凉，对于阴气不足、体形偏瘦的人群是非常适合的，但是对于脾胃虚弱、体形肥胖的人群就不适宜饮用了。

3. 能否喝牛奶的最简便辨别方法：通过看舌苔的颜色。喝下牛奶半个小时后，如果舌苔是白而厚腻的，那么就不适合；如果舌苔是薄白苔，则认为适合喝牛奶。

4. 中医专家建议，可少喝点牛奶多喝点小米粥，更滋养脾胃。

※教您吃出神采奕奕

扫描二维码
听医生为您讲解详情

累累累，烦烦烦，天天工作忙不完，同事催老板骂，生活压力真挺大，上有老下有小，零零碎碎事不少，三十不到长白发，两眼无神气不匀，有心无力不成事，怎么找回精气神，不着急不上火，请来专家帮您瞧，小小妙招招招巧。

北京中医药大学国医堂副主任医师：白俊杰

• • • • •

白俊杰，博士，副教授，副主任医师，国医大师王玉川名医工作站成员。师从翟双庆教授，主要依据《黄帝内经》中相关理论认识临床中药配伍禁忌，重点对十八反、十九畏用药配伍开展了较为深入的研究。参编中医医药康养类著作12部。在急症医学方面主要专注于不稳定性心绞痛、缺血性心肌病、冠脉狭窄、高脂血症、高血压的诊疗；在中医内科方面，主要专注于呼吸系统、消化系统、神经、血液及免疫系统的诊疗工作。

嘉宾：

　　白老师，最近我总听一句谚语："春困秋乏夏打盹，睡不醒的冬三月"，合着这一年都没精神啊。

专家：

　　您说的这句话我也有体会，其实还有一种类似的说法："春困秋乏夏打盹，冬天还想多睡会儿"。对于现在很多人来说，尤其是职场上打拼的白领们，他们工作生活压力太大，日子过得没精打采，此时他们可以去找中医进行调理或治疗，但总没时间。

　　事实上，要解决这些亚健康问题，我们不一定非要吃药，其实可以通过饮食调理的方式使人在吃的过程中就显得神采奕奕。

嘉宾：

　　这可是我们上班族的一大福音啊！您先给那些老犯困的人出出招，该吃点什么？

专家：

　　我们大多都认为，犯困的群体有脾虚或者气虚的表现，不仅倦怠乏力有时还很心烦。

嘉宾：

　　对，百爪挠心。

专家：

　　在单位工作时烦，回到家一个人独处时会忧

郁、失落，但其实也没什么不开心的事儿，可就是打不起精神来。

嘉宾：

您给我们推荐一点好吃的东西吧！

专家：

栗子！

嘉宾：

栗子？糖炒栗子好吃啊。

专家：

对，栗子对于人的脾胃和肾气不足有很大好处，并且还富含维生素。

对于气虚人群，可吃些鲜桂圆。桂圆产自南方，鲜果剥开以后，鲜嫩多汁，口感特别清甜。

栗子功效：养胃健脾，补肾强筋，适宜上班爱犯困、心烦、抑郁人群食用。

嘉宾：

桂圆补气。

专家：

桂圆性甘温，适合临床上失眠、心悸、怔忡等症状的人群食用。因采收季节的不同，桂圆有干和鲜之分，干桂圆俗称龙眼肉。南方人一般都喜欢煲汤，多数会选用龙眼肉。它的干果补益效果要强于鲜果，这是它区别于鲜果的一个主要特点。

桂圆功效：益心脾，补气血，有滋养补益作用，适宜有失眠、心悸、怔忡等症状人群食用。

嘉宾：

　　赶紧补补。桂圆一般都提倡女性多吃，难道男性就不能吃吗？

专家：

　　其实桂圆对男性或女性来说没有太明显的差异，人人都可以食用，但需要注意的是，桂圆多食易上火，应该适量。

嘉宾：

　　白老师，对于脾虚、食欲不佳、大便不畅的人来说，平时应该多吃点什么呢？

专家：

　　这个问题很好解决，吃应季蔬菜青萝卜就行。但有很多女生不愿意吃青萝卜，尤其年轻女孩，说吃完了容易打嗝、放屁，特别难闻。

　　其实萝卜是一道行气化浊之佳品，既能行气，又能化掉脾胃和肠道的湿浊之气，可振奋脾胃功能，帮助改善体质，促进食欲。

嘉宾：

　　怎么吃呢？

专家：

　　很简单，将萝卜洗干净切成薄片，当水果一样生吃，效果就很好。

干桂圆补益的效果要强于鲜桂圆。

桂圆男女都能吃，但多食易上火。

青萝卜的功效：行气化浊，振奋脾胃，改善体质，适宜食欲不振、排泄不畅人群食用。

嘉宾：

　　白老师，我见过萝卜有红心的和白心的，两者不一样吧？

专家：

　　不同的萝卜其功效是有略微差异的，比如一年四季都能见到的白萝卜，它跟青萝卜就有些不同，中医上把这叫取类比象，以此去看待不同食材。白萝卜主要入肺、小肠经，有清热、利尿的药用功效，而青萝卜主要入肝、脾经，主要有助于消化。

嘉宾：

　　香蕉是很多人的最爱，它有什么功效呢？

专家：

　　香蕉也有不同品种。我们平常见得比较多的是普通香蕉，还有一种香蕉个头较小，叫帝王蕉，在超市或市场上均可见到。普通香蕉与帝王蕉的功效略有差别。普通香蕉被誉为"智慧之果"，它含有一种很重要的微量元素磷，磷能帮助大脑产生血清素（又名5-羟色胺，是人脑中主要的神经递质之一），可减少抑郁；普通香蕉中还含有镁和钾等微量元素。而帝王蕉中铜的含量很高，这种元素能使人变得神采奕奕。

嘉宾：

　　据说吃香蕉能使人开心。除此之外，您能不能再给上班一族推荐些其他水果呢？

取类比象：中医学认为，同象的事物同性，同数的事物同类。

青萝卜有利于消化，增进食欲，入肝、脾经。

普通香蕉含磷高，有利于大脑血清素生成。帝王蕉含铜量高，可带来快乐感觉。

专家：

葡萄，入肝、脾经，养肝阴，是一种解郁型水果。同样通过中医学的取类比象思维，葡萄的形状特别像人的胆囊，籽像胆囊里的结石，所以吃葡萄尤其是带籽的葡萄，除了能缓解情绪压抑外，还能帮助胆囊排出结石，缓解肝胆疼痛。

嘉宾：

胆囊炎患者可以适量多吃一些。

专家：

特别对于出现因肝火旺引起的虚烦、失眠等不适症状的人群，葡萄也是一种非常好的选择。

嘉宾：

所以吃葡萄时，应该把籽一起吃下去？

专家：

是的，吃葡萄不要吐皮更不能吐籽，籽嚼碎了和果肉、皮一起吃下去。

火龙果有红心和白心之分。从药用价值来看，它们的功效还是有些不一样的。同样通过中医中取类比象思维，白心火龙果有美白、促进胃肠蠕动、清热解毒的功效。红心火龙果具有清热凉血、抗皱、缓解烦躁情绪以及润肺功能。在秋冬季节，北方比较干燥，有些人干咳无痰，嗓子疼，易上火，红心火龙果可有效缓解这些症状。近年来还有研究表明，红心火龙果有抗癌功效。

吃葡萄有助于胆囊结石排出，减轻肝胆疼痛。

带籽葡萄的普通功效：生津消食、缓解疲劳、补血益气，适宜虚烦、失眠、肝火旺人群食用。

吃葡萄时尽量不吐籽，更有益身体健康。

白心火龙果有清热解毒、促进胃肠蠕动、美白功效。红心火龙果有清热凉血、抗皱、润肺、抗癌的功效。

重点回顾

1."春困秋乏夏打盹，冬天还想多睡会儿。"这有可能是脾胃虚弱、气虚所致，中医学认为可以不吃药，吃些水果就能解决问题。

2.板栗、桂圆，有助于缓解抑郁情绪，还能健胃利脾。板栗富含维生素A、B族维生素和胡萝卜素等营养素，可供人体吸收和利用的养分高达98%；而桂圆补气血，但注意别吃多了，否则会上火。

3.中医学通过取类比象思维去看待不同食材，比如萝卜、火龙果、葡萄等，它们都有很多药用价值和功效。

4.青萝卜有利于消化，增进食欲，入肝、脾经。白萝卜主要有清热、利尿功效，入肺经和小肠经。带籽葡萄生津消食、缓解疲劳、补血益气，还有助于胆囊结石排出，减轻肝胆疼痛。

※薏仁生熟别吃错

薏仁米可谓是家喻户晓、人人皆知，说它是米中第一，一点也不为过，因为它具有丰富的营养和药用价值，但是大家不了解的是，生熟不同的薏仁功效也大不相同，而且有的时候您以为您的薏仁做熟了，可其实它还是生的，这又是为什么呢？

扫描二维码
听医生为您讲解详情

北京中医药大学副教授：陈子杰

••••

陈子杰，北京中医药大学副教授，医学博士、主治医师。师从翟双庆教授、高思华教授、郭霞珍教授；现为"国医大师王玉川教授传承工作室"骨干成员、全国第五批名老中医学术继承人，主要从事《内经》的教学及相关临床、科研工作。

嘉宾:

　　陈老师,这两天我感觉体内湿气有点重,就买了点薏仁煮粥喝,喝完后开始身体没什么不舒服,但是喝了几次后就出现腹泻症状,现在整个人虚脱一般。您说这是怎么回事?

专家:

　　这种情况在日常生活中经常会碰到。首先您是怎么做薏仁的?

嘉宾:

　　我的做法很简单,就是把它和大米放在一起煮粥喝。

专家:

　　您做的薏仁粥有点偏生不熟吧?

嘉宾:

　　不可能,薏仁肯定煮熟了,大米都煮飞了。

专家:

　　薏仁直接和大米一起煮,煮出来的薏仁颗粒会很坚挺,口感筋道。一般年轻人都喜欢吃这种口感的薏仁粥,但严格意义上来说,这种薏仁其实是没有煮透的。

　　真正煮透的薏仁应该是圆润白滑,颜色稍浅,感觉像煮元宵似的,呈胀大状。过去煮薏仁粥前都有一个要求,至少要将它泡三四个小时。

薏仁直接和大米一起煮,容易煮不熟。

薏仁泡四个小时后再煮更容易熟。

嘉宾：

要泡这么长时间？

专家：

对。薏仁泡过后再来煮粥才能煮烂，而直接从市场买来的生薏仁跟大米一起煮，煮出来的程度基本上都是这种半生不熟的状态，这叫做完谷不化。

吃了这种薏仁米后肠胃很难消化，薏米的寒性停留在脾胃中，给它造成了新的压力，这就是您腹泻的原因。

嘉宾：

是不是对于脾胃不好的老年人来说，更不能吃这种生薏仁？

专家：

是的。在临床上，一般不提倡老年人吃生薏仁，若想吃也要在夏天天气比较炎热时，把薏仁煮透、煮烂了再吃，这样才能够大幅降低它可能产生的不良反应。

嘉宾：

可是，我们平时工作都挺忙的，没时间泡薏仁三四个小时，这怎么办？

专家：

生薏仁在很早以前就被发现了，它虽属五谷

未煮熟的薏仁容易导致腹泻。

杂粮，但却有一定的寒性，对脾胃功能不好的人的身体有伤害。

后来人们用中药炮制的方法去改变薏仁的这种寒性。方法很简单，就是把它放入锅里炒一炒，即炒薏仁，炒过的薏仁有点豆香味。记住炒生薏仁的时候，一定要用铁锅，锅里务必是干的，不能有一滴水。

嘉宾：

如果锅里沾了水呢?

专家：

炮制薏仁方法：①铁锅烧干；②放生薏仁；③小火翻炒；④听到响声；⑤颜色变黄；⑥香味四溢。

那么炒出来的薏仁也会含有一定水分，有点软，易变质。比如平时有些炒制的坚果易发霉，原因就在于炒制过程中沾到了水。

正确的做法是：将一口铁锅加热，把从市场上买来的生薏仁倒进锅里，急促地翻炒，当听到"啪啪"响声时表示它快熟了，接着颜色变黄，出现一些焦黑斑，同时闻到一股特殊的香气，这时生薏仁就变成炒薏仁了。

炒薏仁健脾补益身体。

经过炒制之后的薏仁，其寒性被祛除了，具有健脾补益的功能，特别适于老年人使用。

嘉宾：

陈老师，用这种炒薏仁煮粥前还需要将它再泡三四个小时吗?

专家：

不用了，但建议煮的时间也要长一些。相比

生薏仁，熟薏仁没有寒性，吃完以后不会出现胃口凉等现象。

　　还有一个比较简单的薏仁炮制方法：先把生薏仁打成粉，再炒熟。尽管用生薏仁粉煮粥，其效果会比单纯的生薏仁颗粒要好，但是生薏仁粉终究有寒性，所以要祛除其寒性，建议将生薏仁粉也炒成熟薏仁粉。

嘉宾：

　　这两者区别还是挺大的。

专家：

　　对，通过颜色就能够比较出来。炒薏仁粉颜色偏深。老年人尤其适合吃炒薏仁粉，可以健运脾胃，缓解很多症状。

嘉宾：

　　我觉得这种炒薏仁粉在家就可以自行操作，相对炒油茶会容易些。我们可直接去菜市场卖薏仁的地方让他们先把薏仁颗粒粉碎成粉末。

专家：

　　千万要注意，这里经过粉碎的薏仁粉是生的，须把它炒一炒。

嘉宾：

　　炒过的薏仁粉是不是可以放进牛奶、粥里一块煮着喝呢?

薏仁打粉更容易煮熟。
祛除薏仁粉中的寒性：①铁锅烧热；②薏仁粉翻炒；③变色、溢香。

炒薏仁粉可健运脾胃，特别适合中老年人。

专家：

可以，这种薏仁粉比较容易煮透。经常吃薏仁会使人的肤色变白、变滋润，是一种美容佳品。《后汉书》里曾记载，有一位著名的将军叫马援，他之所以长得那么英俊潇洒，原因就在于他从小吃薏仁粉，所以爱美的女士们也可以多吃薏仁粉。

嘉宾：

陈老师，您说熟薏仁有这么多好处，那我们以后是不是只能吃熟的不能吃生的了？

薏仁生熟功效有不同。
炒薏仁：健脾，补益身体。
生薏仁：消肿散结，利湿排脓。

专家：

不是的。生、熟薏仁功效各有不同，平常吃的时候要多加注意。熟薏仁有健脾和补益的独特功效，比如中成药参苓白术散的成分里就有熟薏仁。

当然生薏仁也有很多好处，它消肿散结、利湿的效果更好，如在治疗肠痈、肺痈等化脓性的病变时吃点生薏仁，还有助于身体排毒、康复。所以生、熟薏仁的作用是完全不一样的，要根据自身体质来选择。据说，现在流行的一些减肥方子里会选择放生薏仁。

薏仁与中药配伍，可达到减肥的效果。

嘉宾：

生薏仁还可以减肥？

专家：

是的，生薏仁有一个重要作用是利水渗湿，可有效排出体内多余的水湿之气。

嘉宾：

是不是所有人都可以通过薏仁来减肥？

专家：

不一定。中医里强调的凡事因人而异。不是所有人都适合吃薏仁来减肥，比如特别瘦的人就不适合，而体形稍胖的人吃薏仁减肥却是可以的，因为他们一般为湿热体质，吃生薏仁可帮助排出湿气，达到减肥效果。

需要提醒的是，若想中药减肥，建议先到正规中医院，在专业医师的指导下用药，效果会更好。

辨清体质，巧用薏仁配伍能减肥。

嘉宾：

总之，生、熟薏仁的选择要根据自身体质来判断，千万别吃错。

重点回顾

1. 生薏仁有寒性，需泡三到四个小时后，再与大米一起煮熟煮透后才能吃，否则易引起腹泻。

2. 生薏仁祛除寒性的方法：①中药房炮制过的薏仁；②自己在家炒制，用铁锅烧干后，小火将薏仁米炒到微黄，香气四溢即可；③薏仁打成粉，再炒熟。

3. 熟薏仁可祛除寒性，有健脾补益身体的作用。

4. 生薏仁有独特功效，可消肿散结、利湿排毒等，与中药配伍，可达到减肥的效果，但体形较瘦的人不宜用薏仁减肥。

5. 根据自身体质来选择生薏仁或熟薏仁。

皮肤补水就喝它

扫描二维码
听医生为您讲解详情

一到冬天寒风吹、暖气烤，皮肤就发干，整个脸上就好像荒芜了一样，这时候众多的补水润肤的产品开始打起了广告，都说自己是解决皮肤问题的最后一站，可是到底怎么才能让皮肤真的喝饱水呢，中医对于皮肤补水的认识又有什么独到之处呢？

北京中医药大学国医堂副主任医师：田昕

• • • •

田昕，医学博士，副教授，副主任医师，硕士研究生导师。北京中医药大学优秀主讲教师，主持国家自然科学基金等多项课题，发表学术论文 40 余篇，主编多部科普书籍。师从全国名老中医杨积武教授，临床行医近 20 年，擅长治疗冠心病、月经病、不孕不育等。尤擅长睑板腺囊肿、玻璃体混浊等眼病。

嘉宾：

田老师，最近天气越来越干燥，我知道您非常擅长中医美容，能不能教给我们一些小秘方，给肌肤补补水、保保湿？

专家：

确实。这个季节气候干燥，很多人都觉得洗完脸之后脸上紧绷绷的，特别干。可不管皮肤是否需要补水，还是想要变得更美，补水一定是个永久的话题，尤其对于女性来说。

嘉宾：

皮肤干燥是不是多敷面膜就管用呢？

专家：

众所周知，皮肤的结构很致密，虽然每个人的肤色不一样，但是皮肤的结构都是一样的。它是人体外在的一道保护屏障，每天会有大量细菌、病毒侵蚀着我们的皮肤，可为什么还不容易得皮肤病呢？因为皮肤的致密结构足以抵御这些细菌、病毒的入侵，防止生病，所以可以想象，敷面膜透过皮肤的有效率究竟能有多少？

皮肤由表皮层和真皮层组成，其中真皮层储存大量水分，同时真皮层还有很多神经、血管等，看起来薄薄的一层皮肤，其内在结构却非常复杂。

> 皮肤的致密结构保护面部不受侵害。

> 皮肤的屏障使得敷面膜的作用有限。

嘉宾：

是的，也就是说敷面膜对皮肤补水的作用非

常有限。所以，我们是不是需要内在调理呢？

专家：

对！想要拥有美丽的皮肤，首先得保证内在的营养非常充足，才能使皮肤富有弹性。

我们先来做一个小小的模拟实验：准备一块新鲜小面团，拿一个吹风机，对着面团吹一分钟左右，然后看一看、捏一捏。原来像女生漂亮皮肤一样吹弹可破的面团在这种干燥环境下，猜猜它的表面发生什么现象了呢？

嘉宾：

面团在这种干燥环境下流失了大量水分，其表面出褶了。

专家：

这就跟人体的皮肤一样，皮肤缺水后，其皮下的胶原蛋白流失速度加快，弹性纤维不能正常发挥作用，使得皮肤表面的弹性减弱，出现皱纹，所以要想预防皱纹的产生，先要给皮肤补充水分，防止水分过度流失。

嘉宾：

是不是每天擦一些补水的乳液就可以了？

专家：

乳液确实可以给皮肤补充一定的水分，但其保水的持久性却不是特别好，所以只靠乳液或面膜来防止皮肤干燥、产生皱纹，预防皮肤衰老，

皮肤干燥可能导致皱纹增多。

这做的还远远不够！

嘉宾：

　　田老师，油性皮肤是不是就不怕干了呢？

专家：

　　这其实是一个误区。很多油性皮肤人群都认为自己不缺水，因为皮肤没有紧绷感，这是错误的。油性皮肤没有紧绷感很可能是水油分泌不平衡导致的。

　　每个人的脸部都会分泌油脂，只是量不同；而有些人整个脸都是油亮油亮的，他们就认为自己的皮肤不缺水，不需要补充水分，仅把控油放在了首位，可有时油越控制分泌得越多。因为水油不平衡更多的是人体内在问题的反映，很多油脂不光只从皮肤表面分泌出去，身体其他部位也会分泌油脂，只不过人们能看到的就只是脸上的油脂比较多而已，同时油脂的分泌可能也会带走一些水分，所以水油要平衡应该从内到外进行整体调节，既要控油也要补充水分。

嘉宾：

　　如果我们平时多喝水能起到补水的作用吗？

专家：

　　每天喝八杯水是吗？好多人都这么问过我，可有时喝到第六杯时就再难喝下去了。关于这种说法其实是一种误传。因为水进到人体之后，要通过三个脏腑来代谢，首先是肺，为什么说在干

油性皮肤也需要补充水分。

体内水运化与三个脏腑（肺、脾、肾）密切相关。

燥的季节有时候更容易缺水呢？

肺主皮毛，它在人体最高的地方，中医称之为"娇脏"。最高的地方往往最容易缺水，肺脏通过呼吸代谢把从人体吸收来的营养、水分像雾露一样灌溉到全身，包括皮毛。在秋冬季节，屋里屋外都特别干燥，皮肤也很不舒服，这时候特别伤肺。因为当水分到中焦脾胃后，通过脾的运化进行全身代谢，这叫脾气散精，再到下焦肾脏进行水分代谢，有的水分可能从消化道排出去了，有的则从肾脏或膀胱排出去了，并没有滋润到脏腑，尤其是肺。肺得不到滋润，又易受到外邪的侵袭，这时皮肤就感觉很干燥。所以在秋冬季节关键要补充肺阴，防止皮肤缺水，出现皱纹。

冬季肺易受伤害。

嘉宾：

田老师，您有补充肺阴的小秘方吗？

专家：

玉竹滋养肺肾之阴。

我今天带来了几种常见的中药，其中百合和莲子在很多人家里都会用到，有时用来煲汤，有时用来熬粥，它们的作用在中医古籍里有很多记载。另外还有玉竹，有养肺肾之阴的功效。

水分代谢在上焦跟肺有关，在下焦跟肾有关，肾是元阴、元阳之根本，就是说无论哪个脏腑缺水，肾脏也要留有水分，故选择玉竹。百合，除了能滋养肺阴外，它还有助眠安神的作用。所以睡眠不好时，可以用百合来熬粥或者熬汤喝。莲子，虽然生活在水里，但它是温性的，并不像荷花的其他部分——莲藕、荷叶都是凉性的，所以秋冬

百合滋养肺阴，安神助眠。

季节吃莲子不伤阳气。

　　将以上三味中药混合熬汤或煮粥既可以补充水分也可滋养肺阴。其中百合和玉竹的口感一般，若三味药放在一起煮之后，再放少量冰糖，口感会很好。人在享受美食的同时，对身体也能够起到内调外养的作用。

　　值得提醒的是，这个汤的效果肯定不会立竿见影，贵在坚持，如果能喝一个月左右，至少皮肤水分流失的问题不会存在了，可能还会恢复皮肤的光泽和弹性。

百合莲子玉竹羹，冬季补水就靠它。

重点回顾

　　1. 鉴于皮肤结构的致密，敷面膜、擦乳液等产品对皮肤的补水效果非常有限。

　　2. 中医专家建议内调外养对皮肤补水更为直接有效，皮肤的水润度跟肺、脾、肾三个脏器都有关系，只有这三个脏器都得到了充足的水分，它们才能把水输送给皮肤，让皮肤水润起来。

　　3. 百合、莲子和玉竹可起到滋润肺、脾、肾的作用，从而改善皮肤干燥的问题。

※神奇柚子能治病

多吃水果对身体有益处，冬天最应季又营养的水果就是柚子，生活中我们总认为柚子可以去火、败火，可你是否又知道柚子可以治病呢？柚子肉、柚子皮分别有什么妙用？生活中为何有人吃完柚子还会出现各种不适呢？哪些药物绝对不能和柚子一起吃呢？

北京中医药大学副教授：鲁艺

• • • •

鲁艺，中德联合培养博士，教授，硕士研究生导师，教育部新世纪优秀人才，北京市科技新星，哈佛大学医学院访问学者，北京中医药大学附属门诊国医堂出诊专家，"薪火传承"刘渡舟名医研究室、国家名老中医王庆国工作室、北京中医药大学"名医工作坊"骨干成员，中央电视台"健康之路"、陕西电视台"百姓健康"特邀专家，中国科学院自然科普工作委员会委员，发表论文 67 篇，主持国家级、省部级课题 8 项，出版著作 5 部，翻译著作 1 部，擅长内科及妇科的经方治疗。

嘉宾：

冬季，美食很多，水果却很少，其中有一种水果既保健又好吃，那就是柚子。柚子是我最爱的水果，不光味道好，还有很好的保健功效，比如用柚子皮做蜂蜜柚子茶。同时，柚子皮还可用来吸甲醛，比如在刚装修完的新房、刚买的新车里放块柚子皮，用来吸吸味。

鲁老师，柚子在中医里都有什么特殊功效呢？

专家：

中医认为柚子味甘酸，性偏寒，有健胃、消食、解酒、化痰、止咳等作用。

李时珍在《本草纲目》中也提到过柚子可以治肠胃中恶气、解酒毒、不思食、口淡，以及缓解食欲不振等，可见它的作用是很全面的。

嘉宾：

现代医学对柚子有什么认识呢？

专家：

现代医学认为柚子，尤其是柚子的果肉，富含维生素C、维生素P、维生素B_2以及胡萝卜素等多种维生素，可缓解便秘症状；还含有丰富的钾，但钠含量很低，比较适合高血压人群。

嘉宾：

从外表来看，柚子应该跟橘子是近亲，橘子吃多了一般会上火，所以柚子吃多了，没准也上火。

> 柚子具有健胃消食功效。

> 柚子可治恶气、解酒毒、不思食、口淡。

> 柚子富含多种维生素，可缓解便秘。

专家：

不一样。中医认为，橘子性温，吃多了容易上火，但是柚子果肉性寒，吃多了容易腹泻而不是上火。

嘉宾：

没想到柚子不光不上火还败火。据说柚子还能辅助治疗某些疾病，有这么回事吗？

专家：

大病谈不上，但日常的一些小毛病倒是可以通过吃柚子得到一定缓解。比如肠燥便秘，因胃肠燥热引起的大便干结。柚子里含有大量的果胶，可润肠通便，还可以缓解饮食纳呆（即没有食欲）的情况。

嘉宾：

难怪我觉得越吃柚子越饿。

专家：

另外，柚子果肉味甘、性寒，适合咳嗽患者。如干咳患者，吃柚子既可去燥热，也可清肺、润肺。

嘉宾：

是的。我突然想起平时我感冒、咳嗽时，我妈总跟我说，多吃柚子就好了。

专家：

对！因为它富含维生素 C，感冒时多吃维生

食用过多柚子容易腹泻。

食用柚子可以缓解便秘。

柚子具有健脾开胃功效，可缓解食欲不振。

柚子具有止咳润燥功效。

素 C 含量高的食物有助于缓解症状。但是您刚才说的感冒，我倒有一个更好的办法来治，用柚子皮！

嘉宾：

难道不是用柚子果肉吗？

专家：

不是。柚子皮含有大量的挥发油，从中医角度来看，它是辛温的，适合缓解风寒感冒。据说，在南方的一些农村会用柚子皮做成茶柚，其做法是：把柚子的果肉掏空，在里面放进茶叶，然后把它吊到外面风干，随着柚子皮越来越小，其中很多挥发油成分也会慢慢渗进茶叶中去，使茶叶中有了柚子的风味，这就是茶柚。当患上风寒感冒时，我们就拿茶柚当茶叶泡水喝，可起到解表散寒、发汗祛寒的作用。

嘉宾：

没想到柚子皮还能这么用！这招可比吃苦药片强多了，只要喝喝茶就能把感冒治好了。

专家：

另外，我们在家也可以把柚子最外面那层黄色柚子皮削下来煮水喝。当感染风寒非常严重，表现为头痛、脖子发硬等症状时，再在柚子皮水中加入一些生姜，可增强其驱寒散寒、解表发汗的功效。

茶柚可缓解风寒感冒。

嘉宾：

　　鲁老师，上面只说柚子皮的吃法了，它还有其他用法吗？

专家：

　　您是说外用吧！柚子皮有一股清香味，可用它来煎水、泡脚，对于治疗湿热下注所致的脚气效果明显，尤其适合爱出脚汗的湿热型体质人群。

嘉宾：

　　听了鲁老师的介绍，我觉得柚子从里到外都是宝！可有没有不适合吃柚子的人呢？我之前看过一个报道，有一个人吃了降血脂药物之后又吃了柚子，结果出现乏力、肌肉酸痛等症状，这是怎么回事？是不是这两者不能一起食用？

专家：

　　您说到重点了，柚子有一个特性，它可以抑制肝脏中肝药酶的活性。

　　什么是肝药酶？大部分药物都是在肝脏中进行代谢和转化，这其中主要就是靠肝脏中的一种酶——肝药酶作为媒介来完成，可柚子却能抑制这种酶的活性，使得药物分解或转运的过程被延长，导致药物的不良反应被增强。

嘉宾：

　　我打个比方，当药物进入体内，本来半小时就该被代谢出去了，但由于柚子抑制了肝药酶的

柚子皮煎水泡脚可去除脚气。

食用柚子后吃药会影响药效。

活性，使药物分解时间过长，在体内"溜达"了一个小时才出去，药物的治疗作用虽然增强了，可它引发的毒副作用却可能也增强了。

专家：

是这样。不光是降脂药，降压药同样也会出现这样的情况。

嘉宾：

今后吃柚子前先测测血压，若血压值比正常血压值低就别吃了。

专家：

不是的。柚子最好不要跟药物同食。因为肝药酶的选择性非常低，柚子不光抑制降脂药、降压药等常用药物的作用，还影响镇静安眠药、抗组胺药等药物的代谢，所以不建议服用药物时同吃柚子。

嘉宾：

每天吃多少柚子比较合适？

专家：

一般来说，柚子少量地吃问题不大，有关"柚子和药物同吃产生副作用"的例子是比较极端的，主要是因为他们一次吃了很多柚子（包括葡萄柚），建议大家每天吃 200 克左右柚子为宜，并且和药物服用时间不可太近。

柚子切忌跟药物食用时间相近。

食用柚子建议每天 200 克左右。

嘉宾：

也就两到三瓣吧。

专家：

差不多两个馒头的质量。

嘉宾：

柚子不大，全身是宝，但一定要正确地食用，才能发挥其最大的功效。

重点回顾

1. 中医学认为，柚子果肉味甘、性寒，具有健胃消食、润肺清肠利便的功效。

2. 对于柚子皮，中医学认为它是辛温的，其中有大量的挥发油，具有温热散寒的作用。

3. 在冬季出现风寒感冒时：①用茶柚泡水喝，可以很好地达到驱寒的效果。②用柚子最外面一层黄皮加生姜煮水喝，同样可达到驱寒散寒的效果。

4. 柚子皮还可煎水泡脚去除脚气。

5. 柚子切忌和药物一同食用，也不要二者食用时间相近。尤其生活中常吃的降压药、降脂药和镇静助眠药，一定不要和柚子一起吃，很容易出现不良反应。

6. 一般来说，柚子少量地吃问题不大，专家建议每天食用 200 克左右，差不多三瓣。

※巧用菌菇治咳嗽

俗话说，冬吃萝卜夏吃姜，一年四季喝菌汤，菌类食物不仅味美而且具有非常好的止咳效果，但是没弄清咳嗽类型之前可别瞎吃，因为吃的不当反而会加重咳嗽，那么究竟常见的木耳、银耳各自缓解哪类咳嗽呢？

扫描二维码
听医生为您讲解详情

北京中医药大学国医堂副主任医师：李成卫

＊＊＊＊

　　李成卫，医学博士，副教授、硕士研究生导师。金匮要略教研室教师；燕京刘氏伤寒学派第四代传人、沈氏女科二十代传人。张仲景诊治体系的历史与应用研究；中华中医药学会科普分会、世界中医联合会临床思维委员会常务委员，民间医学促进会沈氏女科分会副会长；参与各级科研项目 10 余项，获得国家科技进步奖二等奖 1 项，省部级等奖项 6 项，发表论文80 余篇，主编著作 20 部。

嘉宾：

　　李老师，我经常听朋友说他每次感冒快好时，咳嗽却变严重了。以前听人说过一个治疗咳嗽的秘方，百试百灵，说吃蘑菇和木耳能治咳嗽。您说这秘方可行吗？

专家：

　　算对了一半吧！蘑菇、木耳等菌类对于治疗咳嗽确实可以起到非常好的辅助治疗作用，但应该在吃药的基础上适当搭配相应的菌类才有利于治疗咳嗽。

菌类食物有助于缓解咳嗽。

嘉宾：

　　所有菌类都可以吗？还是只有特定的某些菌类才有帮助？

专家：

　　作为辅助治疗，常见的菌类都可以，比如蘑菇、黑木耳、银耳、竹荪、茯苓、灵芝等。

嘉宾：

　　什么菌对应什么样的咳嗽呢？

不同菌类治疗不同咳嗽。
银耳养阴润肺，适合风燥咳嗽。

竹荪补气，适合肺气虚的人。

专家：

　　我们经常吃到的这些菌类和常见的几种咳嗽大体上是有一定对应关系的。比如银耳，可以养阴润肺，主要适合风燥咳嗽。

　　竹荪，可治久咳伤肺之后的气虚，气血损伤。

黑木耳的特点是利五脏，但补益的功效不是特别明显。即宣气血，利五脏。

黑木耳具有宣气血、利五脏的功效。

嘉宾：

　　我朋友的症状表现是：干咳、无痰、嗓子痒，这属肺燥咳嗽吧？吃银耳合适吗？

专家：

　　准确来说，这种咳嗽一般是在感冒之后遗留下来的症状。根据中医辨证，这属于风燥咳嗽，不能简单说是肺燥咳嗽。现在风燥咳嗽特别高发，主要有两方面特性：一是常见，多发嗓子痒、痰不多；二是咳嗽剧烈，尤其晚上易发作，不能卧躺，否则咳个不停，恨不得"把肺咳出来"。

风燥咳嗽特点：嗓子干痒、少痰、咳嗽剧烈。

　　通常大家会用下面这些方法处理这类咳嗽。比如当风寒咳嗽治，用药会太温而伤了阴；当风热咳嗽治，用药又有点凉而伤了肺气，肺为娇脏，肺气宣不出去更易引起咳嗽。有人用川贝母之类的橘红丸化痰，不仅伤肺阴，也无法祛痰，咳嗽会更严重。因此患风燥咳嗽的人会咳很多年都不见好，但其实治疗起来非常简单，只需轻轻地疏疏风、养养阴就能解决了。

风燥咳嗽容易与风寒咳嗽混淆。

嘉宾：

　　银耳，到底应该怎么吃呢？

专家：

　　作为配合咳嗽的治疗，银耳在家里的做法其

实很简单，可以拌着杏仁吃，也可以加些莲子煲汤喝。总之怎么操作简单就怎么来。

嘉宾：

这些做法平时都挺常见的。还有一种更常见的菌类——黑木耳，它适合缓解什么样的咳嗽呢？

专家：

黑木耳的主要作用是宣通五脏气血，通便。

嘉宾：

黑木耳若能宣降肺气而止咳，这可以理解，但是它能通大便而止咳，这个挺难理解的。

专家：

这在中医里却不难理解："肺和大肠相表里"，一脏一腑，即脏病治腑，腑病轻，脏病重，腑病好治，脏病不好治。五脏如产生浊毒、痰瘀死血，泻脏的时候不方便泻腑，给痰浊一些出路，可以通过发汗、利小便、通大便等方法，但最方便的方法还是通大便。

再说风寒咳嗽，典型的表现有风寒表证、恶寒发热。倘若没有恶寒发热的症状，只是因外感而得的咳嗽，刚开始有痰稀白、舌淡、苔薄白的症状。

嘉宾：

这类人应该怎么吃黑木耳呢？

黑木耳利五脏、通二便。

黑木耳可以利五脏，具有宣肺、解表、排痰、祛风寒的作用。主要适用于风寒咳嗽。风寒咳嗽症状：恶寒、发热、痰稀白、舌苔薄白。

专家：

若真患上风寒咳嗽还是得先吃药，黑木耳仅是配合治疗。其做法跟上述银耳的做法差不多：先将黑木耳和菠菜焯一焯，拌在一起，再加点杏仁，调味即可。杏仁可以宣散肺气、散风寒；菠菜可以通大便。

当然菠菜银耳拌杏仁也挺好的。

嘉宾：

前面说了两种菌类，还有一种我们平时见得不多却较贵的菌类，就是竹荪。

专家：

竹荪现在已经没那么贵了，因为竹荪以前不容易获取，比较珍贵，所以价格较贵，但如今竹荪几乎都是人工栽培，规模化生产，价格也就便宜了。竹荪，是一种大补的药材，是山珍海味中的"山珍"，可补气血。

嘉宾：

竹荪应该对应哪类咳嗽呢？

专家：

人咳嗽越久越伤肺气，也越容易引起咳嗽。这时需要缓缓地补肺气，在食物种类上选择竹荪效果会更好。

嘉宾：

竹荪应该怎么吃呢？

黑木耳菠菜拌杏仁有助于缓解风寒咳嗽。

竹荪具有补益气血的作用。久咳伤肺的人适合吃竹荪。

竹荪加百合补气养阴又止咳。

专家：

最适合的做法是用竹荪做汤，再放些银耳、百合，做成竹荪银耳百合汤或百合粥等，以补气、养肺阴作用为主。

重点回顾

1. 菌类食物不仅味美而且具有非常好的止咳效果，但是不同的菌类可对应缓解不同的咳嗽类型。

2. 银耳养阴润肺，适合风燥干咳，主要症状为嗓子干痒、少痰、咳嗽剧烈、晚上易发作的特点。

3. 中医学认为，肺为娇脏，久咳会损伤肺气导致畏寒、手脚冰凉、心悸气短、失眠多梦。

4. 竹荪可以补益气血，治疗久咳导致的肺气损伤，同时还对高血压也有很好的辅助治疗效果。

5. 黑木耳利五脏、通二便，主要适用于风寒咳嗽。

6. 这些菌类的做法简单易操作，可搭配菠菜、百合、杏仁等煲汤、煮粥、凉拌食用。

7. 需要提醒的是，咳嗽应先就医开药，再以上述菌类食物辅助治疗。

巧用石榴治腹泻

随着生活节奏的加快，人们每天都在忙碌着不同的事情，但如果今天你恰巧腹泻四处寻找止泻的方法，就成了你需要去忙的事，但是盲目地服用止泻药是不可取的。今天专家为您解析老北京四大名医之一施今墨老先生的止泻妙方。一种常见的水果居然就是止泻的良药！

扫描二维码
听医生为您讲解详情

北京中医药大学副教授：陈子杰

••••

陈子杰，北京中医药大学副教授，医学博士、主治医师。师从翟双庆教授、高思华教授、郭霞珍教授，现为"国医大师王玉川教授传承工作室"骨干成员、全国第五批名老中医学术继承人，主要从事《内经》的教学及相关临床、科研工作。

嘉宾：

陈老师，前两天我看了一个电视节目，节目中高晓松说施今墨老先生曾经用 50 克砒霜治愈过一名患者。要知道 50 克砒霜足以毒死一头牛，何况是给人服用，结果患者吃进去后排出一盆极其顽固的"虫子"。

专家：

不论什么时候 50 克砒霜都是一个非常危险的剂量。

嘉宾：

对！众所周知，砒霜是用来杀人的，怎么还能救人呢？

专家：

如果对症的话，毒药也能成为良药。对于高晓松说的这个病案，学术界认为这名患者可能是得了阿米巴痢疾。所谓的"虫子"满盆，应该是在电子显微镜下观察到的病原体。施今墨老先生非常擅长中西医并重，更侧重西医的检查和中医的辨证治疗，况且在《本草纲目》里早有记载，砒霜是治疗诸疟主力，可以用来杀虫。

嘉宾：

艺高人胆大！说到施今墨老先生，在相声界里经常会提到他，说某个人得了绝症，遍访北京名医，只为寻得四大名医之一——施今墨先生。

但我们对他的了解并不多，您能不能深入地介绍一下他呢？

专家：

施今墨是民国时期京城四大名医之一，在临床用药上非常厉害，他特别主张集中优势兵力去消灭敌人，治病时也是如此。据说，他曾经治过一名肾虚腰疼的青年患者，让他每天吃50克枸杞子，坚持吃了两个多月，结果这名患者一直到50多岁腰疼病都没再复发过，可见他对药量的拿捏之准！

施今墨老先生有很多治病的良方，其中有一方您一定会感兴趣——对药，用石榴皮和石榴籽治疗咳嗽。

嘉宾：

这还真没听过！我们都知道石榴籽好吃，尤其是女孩子特别喜欢，有美容养颜的功效。那么它们作为对药在临床上是如何使用的呢？

专家：

石榴作为药是有一定历史渊源的。民国时期有一位著名的医家张锡纯，他撰写的《医学衷中参西录》里曾经记载了一个非常有意思的病案，他的邻居是一位生活贫苦的张老太太，咳喘很久，看了很多医生未见好转，张锡纯对此也束手无策。两个月后，当他再见到这位老太太时，发现她咳喘好了。老太太说，某天她无意间把石榴连皮带

枸杞子具有补肾强体功效。

石榴连皮带籽煮水可缓解咳嗽。

籽一块煮成汤，喝完以后发现咳喘减轻了很多，于是连续服用了几个月，咳喘居然彻底好了。

这件事对张锡纯的影响非常之大，他后来在治疗老年性的虚性咳喘时，也喜欢用石榴皮及其籽，而石榴皮及其籽在今天作为药用时主要还是针对腹泻、泄泻不止等症，有收敛固涩功效。

所以，施今墨先生的这个"对药"是针对腹泻、便血的一个方子，疗效很不错，同时也是日常生活中经常选用的食材。平日我们在吃完石榴后记得把石榴皮和籽都贮存起来，以备不时之需，万一突然某天闹肚子，可以拿来煮汤，再搭配红糖一块喝，肯定管用。

> 石榴皮和籽具有治疗腹泻的功效。

> 止泻石榴方：石榴皮、石榴籽、红糖煮水。

嘉宾：

还要配红糖？这是为什么？

专家：

俗话说："好汉禁不住三泡稀。"拉肚子的时候身体本就虚弱，红糖有温中补虚的作用。所以止泻不能光收敛固涩，还得补中补虚。另外千万要注意，只有虚性的腹泻才能用石榴皮及其籽。

> 红糖具有温中补虚功效。

嘉宾：

这种虚性的腹泻主要有什么症状？

专家：

虚性的腹泻主要有腹痛绵绵、得温则减，腹痛带有下痢脓白血等症状。而实性的腹泻主要有

> 虚性的腹泻主要表现为腹痛绵绵、得温则减。

肛门灼热、腹胀拒按等比较明显的症状。

嘉宾：

它们在用法用量上有什么要求？

专家：

石榴皮及其籽同属药食同源材料，两者加在一起总量在 20~30 克左右就差不多了。

嘉宾：

陈老师，石榴虽好，但它是涩性的，那么它与其他食材有没有什么搭配禁忌呢？

专家：

中医学认为，涩性有一个非常大的缺点是容易将食物凝固在某处，所以当腹泻时食物固不住了，可以拿石榴来收涩，但倘若体内已有一些邪气或者食物时，要是也拿石榴来收涩反而对身体有伤害，比如螃蟹等偏咸寒的海产品。另外还有些食物本身有涩性，如土豆、西红柿等，它们跟石榴同食，会阻碍其营养成分的吸收。

嘉宾：

石榴上市的季节，正好也是吃螃蟹的时候。那么吃石榴时就不能吃螃蟹了吗？

专家：

最好不要一起吃。我们在吃螃蟹的时候，一

石榴不易搭配海产品食用。

般喜欢跟什么搭配在一起吃?

嘉宾:

姜。

专家:

对!因为螃蟹的寒性非常强,寒性本身就有收敛作用,再加上石榴的收敛,容易把寒邪停留在体内,造成身体不舒服,尤其对脾胃的压力太大,所以两者最好不要一起食用。

嘉宾:

但您刚才说的西红柿、土豆等,这些不都是平时总吃的食物吗?

专家:

是的,可西红柿本身是酸的,石榴也是酸的,两者放在一起食用后所产生的收涩性更强,阻碍了西红柿的营养吸收。

嘉宾:

没想到我们平时常吃的石榴有这么多益处,同时也有这么多禁忌,下回再吃时一定得多加注意了。

石榴搭配西红柿或土豆不利于营养吸收。

重点回顾

1. 石榴作为生活中药食同源的佳品，石榴连皮带籽煮水喝，既可止咳平喘，还可治疗腹泻；此外若在煮制过程中再加入适量的红糖，起到很好的收敛固涩、温中补虚的效果。

2. 石榴有很好的收敛固涩作用，不适宜和海产品一同食用。因为海产品属于寒凉性食物，如果搭配石榴使用，就会把寒邪存留在体内影响健康。

3. 对于西红柿和土豆，它们本身也存在固涩的效果，搭配石榴一起食用会影响营养的吸收。

妙用鸡蛋羹
养心解郁闷

※

扫描二维码
听医生为您讲解详情

　　头晕、心悸、胸闷、气短是大家都熟悉的心脏不适的症状，但是您知道吗？心情郁闷、胆小害怕、莫名的焦虑、甚至抑郁也都是心脏发出的一种警报，当这些容易被忽略的警报信息出现时，您就得多加注意了，下面由中医专家教您妙用一物、养好心脏解抑郁。

北京中医药大学国医堂副主任医师：李成卫

• • • •

　　李成卫，医学博士，副教授、硕士研究生导师。金匮要略教研室教师；燕京刘氏伤寒学派第四代传人、沈氏女科二十代传人。张仲景诊治体系的历史与应用研究；中华中医药学会科普分会、世界中医联合会临床思维委员会常务委员，民间医学促进会沈氏女科分会副会长；参与各级科研项目 10 余项，获得国家科技进步奖二等奖 1 项，省部级等奖项 6 项，发表论文80 余篇，主编著作 20 部。

嘉宾：

　　李老师，听说您曾治疗过一个心脏引起失眠的病例，非常成功，不知道您今天又给我们带来了什么惊喜呢？

专家：

　　今天讲另一个跟心脏功能有关却容易被忽略的问题——心脏跟情绪变化。从西医看，这里的情绪变化很容易被误诊为抑郁症，但从中医看，这实际上很可能是心脏疾病的一个表现，即心脏功能下降引起情绪的变化，可在未确诊为心脏病之前，这种情况是很容易被忽略的。

嘉宾：

　　所以如果这一旦当成抑郁症来治疗的话，它的危害性是很大的，掩盖了其中真正的病因。

专家：

　　对，那样治疗效果还不好。

嘉宾：

　　而且这种病被耽误太久就不好治了。

专家：

　　实际上，《黄帝内经》里有关于抑郁情绪原因的记载："心气虚则悲。"但是在治疗上我们可以借鉴对咳嗽治疗的思路。《素问·咳论篇》中提出"五脏六腑皆令人咳，非独肺也"，对于抑郁问题，我们也应该打开思路，认识到五脏六腑功能不好

有些心脏病容易被误诊为抑郁症。

《黄帝内经》："心气虚则悲，实则笑不休。五脏六腑皆令人咳，非独肺也。"

五脏六腑皆可
令人抑郁。

抓住症结七天
解决四年"抑
郁症"。

心脏引起的抑
郁需要从治疗
心脏入手。

都可能引起抑郁。现在多发的就是心脏功能问题引起抑郁的问题。

最近接诊了一名小患者，那孩子主要有心慌、胸闷等症状，冬天睡觉时经常在半夜被憋醒。他妈妈说在孩子五六岁时有一次感冒很严重，引发了心肌炎。现在孩子十岁，经常情绪烦躁，不能静下心来学习、写作业。曾去医院看过，医生诊断为抑郁症，治疗过一段时间未见好转。后来到我处门诊，我给他开了一个桂枝汤的方子，中医常说："损其心者，调其营卫。"我让他加减服用此方一个星期，再来到我这里时，整个人的身体、情绪都基本正常了。

嘉宾：

自我情绪波动的症状已基本得到改善。

专家：

这个病的症状很容易被忽略在哪儿呢？比方上面这名小患者容易烦躁，按中医分析，会认为他肝郁气滞化火，而实际上，这种烦躁在《伤寒论》里有记载："心下悸，欲得按者，桂枝甘草汤主之。"其意思是，心下悸是用桂枝甘草汤，心阳虚即阳气虚浮的时候，桂枝甘草加龙骨牡蛎汤，再潜镇浮阳，对其处理方法是停掉其他药物，把这种烦躁当心脏问题去治疗，其效果应该还不错。

嘉宾：

药食同源，如果我们想从食疗角度来缓解这种症状，您有什么推荐呢？

专家：

鸡蛋羹。您一定想不到吧？

嘉宾：

确实很诡异！难道是因为这里面放了特殊的东西？

专家：

有西洋参，还放了一点茯苓。

嘉宾：

它们分别有什么功效？

专家：

西洋参可以补心气、养心阴，茯苓可以祛痰浊、宁心神。但千万记住食疗是不能治病的，生了病还得先就医吃药。食疗只是一种辅助治疗疾病的手段。

为什么现在大家都谈食疗呢？我的理解是慢病轻治。若我们平时在生活和饮食上多加注意，慢慢积累下来的疗效并不会比那些药物作用差。而药物效果再好，它也会在一定程度上产生一些副作用。

食疗是辅助治疗疾病的手段。食疗养生需要持之以恒。

嘉宾：

对！食物的慢慢调理相当于小火慢攻，产生的功效未必会差。

专家：

食疗对于辅助配合一些慢性疾病的治疗，其

效果也很好。

嘉宾：

　　鸡蛋羹，我们一般人都会做，除了上面您说放入一些西洋参和茯苓外，还有什么特殊之处吗？

专家：

　　先要把西洋参和茯苓拿到药店一块打成粉，然后再加点五味子或者酸枣仁，其中酸枣仁可养心安神。

嘉宾：

　　原来是这样。您刚才说抑郁情绪可能跟心脏有关系，还有其他什么情绪也和心脏有关吗？

专家：

　　心脏病严重时会表现为胸闷，有一种濒死感。当人在心肌梗死发作时会有这种严重的感觉，但是作为慢性心脏病患者，那种濒死感会变成一种似乎跟心脏没有关系的恐惧感，胆子变小。

嘉宾：

　　为什么呢？

专家：

　　中医里"惊"和"悸"，悸是心慌，惊是受惊吓，惊和悸，两者往往分不开，有所触动为惊，即吓了一跳，"怦怦"心跳，若反复受到惊吓，就会损

参苓鸡蛋羹药材：西洋参、茯苓、五味子或酸枣仁。做法：西洋粉3克，茯苓粉5克，鸡蛋2~3个，一起蒸熟即可。

胆小的人可能是心脏有问题。

惊吓、惊恐会损伤心脏气血。

伤心脏的气血。心脏气血如果受损伤了，不用受什么惊吓，稍微活动一下，心脏也会"怦怦"跳，这叫悸，所以借用之前说的那句话"五脏六腑皆令人抑郁，非独肝也"，也可说成"五脏六腑皆令人惊恐，非独肾也"。故心脏功能不好也会有那种莫名的恐惧感。

我十年前出门诊，遇到过一个典型病案，一位老太太八十几岁，她家雇了两个保姆，一个打扫卫生，一个让她抓着手。她要是不抓着这个保姆的手，就没法单独待在客厅里。

嘉宾：

这位老太太已经完全离不开人了。

专家：

对！老人家来门诊跟我说，她已经八十多岁了，连死都不怕，她还怕什么，但心里就是害怕、胆小。

嘉宾：

她必须得抓着别人的手。

专家：

·对，就是因为她心脏功能不好，引起她情绪上经常抑郁、惊恐等状态交织在一起，非常痛苦。这看似是心理问题，但其实这个"心"跟中医讲的心脏是一样的，都是心脏的心，所以要治疗这种心理问题应从心脏入手。

重点回顾

1.西医学中，有时会把心脏病误诊为抑郁症。中医学则认为，心主喜，心脏虚则悲。说明心脏疾病会使人产生情绪变化，比如莫名的焦虑甚至抑郁，有时还惊恐。

2.针对心脏引起的抑郁、烦躁，中医专家建议食疗养生辅助治疗，推荐了一道养心解忧的美味鸡蛋羹，做法非常简单：西洋参粉3克，茯苓粉5克，鸡蛋2~3个，一起蒸熟即可。西洋参补气养阴、清热生津，茯苓健脾宁心，鸡蛋养血滋阴。

五彩茶帮您调血脂

扫描二维码
听医生为您讲解详情

　　高脂血症是一种严重的代谢性疾病，可是许多人对高脂血症却并不重视，误认为这个病没有特别痛苦的症状，危害并不大，其实高脂血症可是名副其实的沉默杀手，它是心脑血管疾病的直接致病因素之一，同时也是导致高血压、糖尿病等疾病出现的重要因素，今天中医专家就给您几招来自测高脂血症的风险，同时给您一道茶方，有效改善高脂血症。

北京中医药大学国医堂副主任医师：张惠敏

· · · ·

　　张惠敏，中医师承博士后，师承王琦国医大师。北京中医药大学副教授、副主任医师。擅长采用方药、针灸、埋线、推拿、贴敷等多种疗法防治过敏性呼吸系统、消化系统、皮肤系统等疾病，并对慢性疲劳综合征、妇科、儿科疾病也有较为丰富的临床经验。

嘉宾：

现在正处于节假日期间，大家都吃好的喝好的，但是"三高"人群可就不能这么随意了。我想起我的一个朋友特有意思，每次聚会上，我们鸡鸭鱼肉什么菜都吃，而他只能吃蔬菜沙拉。

为什么？因为他血脂高，不仅他这样，他父亲的血脂也高，所以我以为高脂血症是会遗传的？

专家：

是的。如果父母有高脂血症，当我们到了30岁以后，最好定期去做有关血脂项目的检查，主要关注总胆固醇、三酰甘油（甘油三酯）、高密度脂蛋白胆固醇和低密度脂蛋白胆固醇这四项指标的水平。其中总胆固醇、甘油三酯、低密度脂蛋白胆固醇是"坏胆固醇"，其增高会引起血管壁的增厚，形成胆固醇斑块，使血管壁变窄。

嘉宾：

血管像是被油堵住了。

专家：

对，这就影响了血流速度，所以高脂血症人群如果不经过治疗，时间长了很容易并发心脑血管疾病。

嘉宾：

那挺危险的。

父母有高脂血症，三十岁后需格外注意。
高血脂是心脑血管疾病的重要致病因素。

专家：

是的，您刚才提到"坏胆固醇"，相应地就有"好胆固醇"，即高密度脂蛋白胆固醇。它是血管的清洁工，能把血管内的胆固醇、甘油三酯这些多余的东西从血管内运送到血管外，再送到肝脏将它们分解掉，所以高密度脂蛋白胆固醇越高越好，另外三项指标在正常水平范围内最好。

嘉宾：

有没有什么简便方法能让我们在家自我诊断血脂情况呢？

专家：

有！该方法要借助一卷软尺。

嘉宾：

用软尺就能测量出胆固醇？

专家：

首先量一量腰围和臀围。跨过髂前上棘，水平呈一条线；再量一下臀围，从臀部的最高点，绕臀部一周。高脂血症风险数值用腰围长度除以臀围长度，即腰臀比表示。若男性大于0.9，女性大于0.8，可诊断为腹型肥胖。

目前流行病学研究发现，腹型肥胖人群更容易患上高血压、高脂血症和糖尿病等疾病。通过腰臀比指标，可以预测是不是容易患上高脂血症。

这里讲一个病例，我有一个朋友，40多岁，

高密度脂蛋白胆固醇是血管清洁工。

皮尺量出高脂血症风险。

高脂血症风险数据——腰围除以臀围：若男性大于0.9，女性大于0.8，则诊断为腹型肥胖。

腹型肥胖人群易患"三高"。

是一位年富力强的青年科学家，有一次他来我处门诊，我惊讶地发现：他的心脏已经做了5个支架。试问：一位40多岁的年青人怎么会有一颗七八十岁老人的心脏呢？

我询问他的生活方式，他说他12年前来到北京读博士，因为人缘和人品都特好，所以同学经常请他吃饭，他也常请别人吃饭，饭局不断，经常大鱼大肉尤其爱吃肥肉，再加上难免要喝酒，可想而知，没过多久他的肚子越撑越大，体重比之前增加了30多斤。

从那时起，他就患上了高脂血症，但他并没把这当回事儿。直到两年前，他在工作时突发心肌梗死，幸亏抢救及时，做了支架才保住了性命。从此以后，他就受到了教训，从生活方式开始做出改变，只吃素食，每天晚上散步一个小时，如今他瘦下来了，体重轻了30多斤，血脂、血压等指标也都恢复正常了。

嘉宾：

说明只要付出努力，坚持不懈，这些指标都是可以降下来的，但最好别等到症状相当严重以后才醒悟。

既然高脂血症有这么多危害，您也给了自测血脂的方法，那么您是不是也有解决的办法呢？

专家：

我给大家推荐一种降脂茶，将生黄芪、绞股蓝、生山楂、葛根、决明子这五味药搭配在一起服用，

大吃大喝容易毁了自己的身体。

78

可以降低胆固醇、甘油三酯和低密度脂蛋白胆固醇，还能升高高密度脂蛋白胆固醇。

嘉宾：

真的能够做到提高"好胆固醇"，降低"坏胆固醇"吗？

专家：

能，这是它们药物药理学方面的一个功效。首先，生黄芪具有益气健脾的作用，即增强脾的运化功能，加强机体对血脂的代谢功能；同时绞股蓝也有益气健脾的作用；其次，生山楂具有活血消食的作用；葛根既可以升清降浊，又可以扩张冠状动脉和脑血管；而决明子又可以润肠通便，将多余的一些代谢产物及时地排出体外。除此之外，您有没有发现这个茶还有什么特殊之处？

生黄芪：益气健脾。
绞股蓝：益气健脾。
生山楂：活血消食。
葛根：升清降浊。
决明子：润肠通便。

嘉宾：

从外观上看，它的颜色搭配挺好看的，青赤黄白黑。

专家：

对，所以我给它起了一个好听的名字叫五彩降脂茶。

嘉宾：

这名字既贴切又好听。对于每味药的配比，应该各放多少好呢？各抓一把吗？

专家：

这五味药可以等比例地放。如果想要多喝一点，每味药可各放 5 克；如果想少喝一点，每味放 3 克即可。我一般会建议把这个代茶饮泡在大保温壶里，每天冲泡一次，这样既能使其中的有效成分最大程度地溶解出来，也能使茶饮持续保温。

每种 3～5 克放保温杯里冲泡即可。

嘉宾：

对，这样喝起来也更方便、有效。

重点回顾

1. 血脂检查主要关注四项指标，分为两类：一类是"坏胆固醇"，包括总胆固醇、甘油三酯、低密度脂蛋白胆固醇；另一类是"好胆固醇"，主要是高密度脂蛋白胆固醇。

2. 自测血脂是否高的简便方法是测量腰臀比，即腰围除以臀围的比值，若男性比值大于 0.9，女性比值大于 0.8，则为腹型肥胖。

3. 腹型肥胖的人的特征：一般四肢纤细但拥有啤酒肚，累积在腰部的脂肪比大腿和臀部的脂肪对健康的影响更大，还可能导致糖尿病、高血压及心脑血管疾病的发生。

4. 专家推荐一种五彩茶，有生黄芪、绞股蓝、生山楂、葛根，还有决明子，五味中药可各放 3～5 克搭配一起泡水喝，既可帮助调节血脂，还有健脾胃、加强运化、促进排泄的作用。

※三七应该这样用

　　三七是大家都熟知的一味中药，很多有脑血管疾病的人都在用它，但你知道吗？三七跟什么搭配才能起到降脂、降压的功效呢？你知道生熟三七的功效有什么不同吗？我们在购买三七的时候，又该注意些什么呢？

扫描二维码
听医生为您讲解详情

北京中医药大学国医堂主任医师：胡素敏

••••

　　胡素敏，北京中医药大学教授，医学博士，副主任医师。现任中医学院中药教研室主任，教育部新世纪优秀人才、北京科技新星。师从著名国医大师颜正华教授，善于调治亚健康状态、失眠、焦虑、抑郁、多发性抽动症，以及消化、呼吸、心脑血管、妇科等疾病。

嘉宾：

最近有一味中药——三七特别火。据说，它能缓解高血压、心慌、睡眠不佳等症状，有朋友去药店购买三七，发现有二十多块钱一克的，也有两三元一克的，价格悬殊颇大，店员说这跟三七的头数有关，所以想问一问专家，三七到底是多少头的好？头是什么意思？

专家：

头，是三七商品规格的一个等级，一般分为八个等级，主要有二十、四十、六十、八十、一百二十、一百六十、两百，还有无数头等。无数头的三七是 500 克，即每 500 克 400 个以内的主根为无数头。若每 500 克有 400 个以上属于等级外的了，也就是说以每 500 克有多少头为标准。

三七按头数一般分为八个等级。

每 500 克包含的三七个数称为头数。

嘉宾：

这个等级标准跟鲍鱼有点类似，也是按照每 500 克或者每千克由多少头鲍鱼组成的。

专家：

对，其实都是按大小或个头来分的。

嘉宾：

自然界的标准往往都是通用的。那么是不是头数越少，三七的质量就越好呢？

专家：

目前市场上主要拿头数对三七进行等级区分，但评价三七质量的优劣，不能仅凭这一个因素，还包括它的产地，如中药中常讲的道地药材，即必须在同一道地药材的产区产的三七，头数越少质量才越好。

另外，三七等级还取决于其栽培、采收以及后期的炮制加工等多方面因素。

因此，三七质量的好坏仅看其头数多少或者价格高低是不合理的。

嘉宾：

那么刚才那位朋友说他患有高血压，吃三七粉可以吗？

专家：

这要对应来看。虽然三七这味药出现得较晚，但其实在明代以前的书中就已把它系统性地收录进来，比如大家都很熟悉的李时珍《本草纲目》。书中有关它功效的描述，更多的是在外用方面："男人军中金疮多用之"。

嘉宾：

主要是在打仗时受伤后用。

专家：

对，以前都是冷兵器，如箭、刀、戟。如果有外伤，出血了，伤口不愈合，可用三七帮助愈合。

三七的质量不能简单用头数区分。挑选好三七方法：①看头数；②看产地；③看炮制方法。

三七具有敛疮止痛功效。

三七在当时叫山漆，山是大山的山，漆是刷在木头上的油漆。现在叫金疮，如漆黏物，另外三七还有止痛功效，所以也叫敛疮。

嘉宾：

这个比喻很形象，就像我们平时说的金疮药？

专家：

对，好多跌打损伤药，如云南白药里的主要成分之一就有三七。

传统上认为三七具有去散瘀定痛、消肿生肌的功效，近代人们在临床上还发现，三七对心脑血管疾病也有很好的预防和辅助治疗作用。

此外，三七在冠心病、高血压、高脂血症以及脑中风等疾病的预防和治疗方面都有很好的应用。

三七对心脑血管疾病有预防和治疗的作用。

嘉宾：

通常情况下，三七要跟什么药配伍应用呢？

专家：

一般会选用生山楂配伍，生山楂有活血散瘀的作用，对应西医中辅助降血脂作用。若用炒过的山楂即熟山楂配伍，这主要针对消化不良症状，有消食的作用。所以三七一般和生山楂进行配伍，两者合用可起增效作用，适用于日常生活中血脂较高却难降的人群。

生山楂：活血散瘀；熟山楂：健胃消食。血脂高的人适合食用生山楂搭配三七。

嘉宾：

这种增效作用对降血脂只是辅助手段吧？

专家：

对，但山楂比较酸，对有胃病，尤其是有反酸性的反流性胃炎患者可能不适用，可将其换成决明子跟三七配伍，效果也不错。不过在使用时一定要注意，因为以上几种既可以用作药也可以是食物，所以只消不补，即只有祛邪的作用，没有任何补益之功，比如山楂、荷叶以及决明子，都有以祛邪为主的功效。

而对于一些自身兼有虚证的人群来说，不适合一味地祛邪，还需要扶正，就像人必须得通过自身的免疫代谢功能增强以后，才能够把代谢出来的废物排出去，而不能仅仅依赖药物。如果虚证比较明显的人群，可以在药里再加点西洋参，有消有补，相对平衡。

胃酸过多的人可以选择决明子搭配三七。
体虚的人祛邪的同时也要补。

嘉宾：

我还想问一个问题，三七有"生消熟补"的说法，这到底是怎么回事？

专家：

生和熟是三七的两种炮制品种，它们对应的功效要点分别是消和补。生三七，是三七从地里挖出来以后切片、干燥、打成粉即可。熟三七一般要经过炮制，现在炮制三七的方法有很多，传统上主要采用两种，一个类似油炸，就是将三七放到鸡油（鸡的脂肪熬成的油）中去炸，炸到微黄之后捞出来，晾凉了即为熟三七。

嘉宾：

那不成了炸鸡味三七了？

专家：

对！消，即刚才说的"只消不补"中的"消"，是祛邪的作用，是指生三七的散瘀、定痛、消肿作用，从现代医学来讲，若要降脂，就用生三七。

生三七具有祛邪、降脂功效。
熟三七具有补血功效。

熟三七的另一种炮制方法是采用黑豆汁来蒸，有补益作用。古时三七的主要作用是作为外用金疮药，它能够散瘀止痛，消肿生肌，治疗外伤。直到清代，赵学敏在《本草纲目·拾遗》一书中才明确提出，三七也有补益的作用，他认为三七跟人参相似，人参是补气第一，三七是补血第一。

广西地区产后女性补血多用三七炖老母鸡。

现在看来三七不但补气还补血。我国广西、云南、贵州地区的民众经常拿三七作为一种补血药，和老母鸡放在一起炖，给产后血虚的女性服用，还可以兼瘀，有补而不滞，活血之效。

嘉宾：

就是说，三七不但可以补气、补血，还可以活血。

重点回顾

1. 三七质量的优劣不能简单由其头数决定，还受产地、栽培、采收以及后期的炮制加工等因素的影响。三七按头数一般可分为八个等级，每500克包含的三七个数称为头数，头数越少质量越好。

2. 三七具有补血活血的功效，对心脑血管疾病也有非常好的防治作用，但并不是所有的三七都具有这样的功效。

3. 三七有"生消熟补"的说法，生和熟是三七两种不同的炮制品种。

4. 生三七具有降脂的功效，生山楂也有降脂的功效，两者合用起降脂的增效作用。但山楂比较酸，对于胃酸过多的人建议选择决明子搭配生三七。体虚的人祛邪的同时也要补益，建议在药物里再加些西洋参，有消有补。

5. 熟三七有补益的作用，其做法通常有两种，可以用鸡油炸制，也可用黑豆汁蒸制，既可活血也可补血。

秋梨膏，良药不苦口

扫描二维码
听医生为您讲解详情

　　秋梨膏也叫雪梨膏，是传统的汉族膏方，相传始于唐朝，据考证，秋梨膏最先发迹于北京的药铺，一直作为京城药房为宫中制作的御药之一，早年间北京一到秋天就刮大风，得感冒咳嗽的人不在少数，这时大家就买秋梨膏回去饮用，为的也是止咳祛痰，这浓浓的黑色药膏到底有什么神奇之处，怎么会如此深入人心，老幼皆知，又有怎样的工艺呢？

北京中医药大学特聘教授：王国宝

· · · · ·

　　王国宝，高级技师，国家级非物质文化遗产项目"鹤年堂中医药养生文化"代表性传承人，北京中医药大学主讲教授。自1971年师从启蒙恩师赵明华先生学习中医，后又受到宗维新、刘春圃和梁宗翰等北京中医名家的临床指导。擅长运用膏方调理人体的亚健康，治疗多种体虚证，内科常见病、妇科常见病、儿科常见病和疑难杂症等。

嘉宾：

　　最近我的嗓子特别哑，不清亮，是不是因为天气太燥了？王老师，您给我支支招吧？

专家：

　　这还不容易，秋梨膏啊！

嘉宾：

　　我早上喝过了，一瓶都快被我喝完了仍没效果。

专家：

　　您喝的是什么秋梨膏？

嘉宾：

　　就是在超市里买的那种。名字肯定没错，配料表中有梨水、姜水、金银花水……这些都是败火的。

专家：

　　是的。可这些水应该都是什么状态？

嘉宾：

　　液体状。

专家：

　　对，但秋梨膏应该是膏状的。您再看配料表中是不是还有其他成分？

嘉宾：

　　羟甲基纤维素钠？这太专业了。

专家：

　　这是一种增稠剂，它的作用是能使液体变得很黏稠。您看配料表中是不是还有甜蜜素？

嘉宾：

　　是的，还有糖，口感是甜的。

专家：

　　其实那不是糖，而是糖精。

嘉宾：

　　这都是化学用品！

专家：

　　此外还有防腐剂。甭说您喝这种秋梨膏不管用，任何咳嗽的人喝了都不管用。
　　真正的秋梨膏颜色非常深，像琥珀色，晶莹剔透，质地浓稠，喝起来口感先有点药味后有梨味等特点。

嘉宾：

　　这么货真价实的秋梨膏制作起来需要费不少功夫吧？

专家：

　　就拿这芝麻酱瓶大小的秋梨膏来说，需准备鲜梨

2500克，百合、麦门冬、款冬花各100克，川贝母50克、薄荷60克。具体做法是：先把鲜梨放进榨汁机榨出新鲜的梨汁，之后收集梨汁沉淀，放在一边备用。

嘉宾：

　　榨汁时不放水？是纯梨汁？

专家：

　　当然不放水。榨完梨汁以后收集剩下的梨渣，切不可扔掉，因为梨是可溶性固形物，榨汁后梨渣中大概还有5%~6%梨汁，所以梨渣须兑5~6倍的水放在火上再煎煮三个多小时，直到把梨渣中的有效成分都煎煮出来，然后过滤，扔掉梨渣，收集煎出的梨汁，再和榨完的鲜梨汁兑在一起。这只完成了第一步。

　　下面将所有药材入锅，放入6~8倍的水，再煎煮三个小时，反复煎煮三次。

嘉宾：

　　再煎煮九个小时？

专家：

　　对。这不仅能将药材中所有的有效成分基本都煎煮出来了，就连煎剩的药渣都能被煎得淡而无味、味如嚼蜡。这时候还不能直接用，必须放在一个容器里大约静置八个小时。

嘉宾：

　　梨汁加药汁的混合汁吗？

专家：

是的，待所有的细小颗粒物都沉淀下来后，再将所得的沉淀物全都扔掉，留下澄清的药液，再在火上煎煮、浓缩三个小时，仍重复三遍。

嘉宾：

又得九个小时？

专家：

对，九个小时之后就剩一小茶缸的量了。这时工艺还没结束，将这小茶缸混合汁再按一定比例兑入冰糖或蜂蜜，混合均匀，这时才得到真正的秋梨膏。

嘉宾：

这果真费工费时啊！

专家：

其实说到内服的膏方，《中国药典》里对其有明确的定义：中药饮片经过浸泡，反复煎煮、过滤、浓缩，再加入炼蜜或转化糖而成的半流体制剂。

嘉宾：

这不就是您刚才叙述的膏方的工艺制作全过程吗？

专家：

对，这才叫膏，而您开始喝的那个秋梨膏，只是假借膏方之名，施饮料之实。

膏方：中药饮片经过浸泡，反复煎煮、过滤、浓缩，再加入炼蜜或转化糖而成的半流体制剂。

嘉宾：

其实那就是饮料，况且商家也没说那种膏能治病。如此一小瓶秋梨膏需 2500 克鲜梨，还得用那么多药材，然后经过煎煮、浓缩等一系列工序才能制得。那么它的效果肯定是特别值得期待的，都能缓解哪些症状呢？

专家：

这其中主要就是梨，梨味甘、酸，性寒凉，主要入肺经，甘酸化阴，可以润燥；还有百合、麦冬、款冬花、川贝母，这几味药相互配伍，可起到润肺、止咳、安神、化痰的功能，能更好地解决燥邪伤津引起的诸多症状。

总而言之，秋梨膏在上可以解决干咳有痰或无痰的现象，甚至痰中带血；在下可改善消化道排泄的功能。中医经络学说中讲"肺与大肠相表里"，有关肺的问题解决了，肠道的排便问题自然也就解决了。

秋梨膏：在上，可解决干咳有痰或无痰，痰中带血；在下，可改善消化道排泄功能。

重点回顾

1. 膏方制作要经过对药材的浸泡、煎煮、浓缩、收膏、存放等工序，从开始的几十公斤药材，到最后的成膏往往要经历几十个小时的制作过程，最终浓缩出的精华，使膏方药效得以最大药效的发挥。

2. 秋梨膏：在上可以解决干咳有痰或无痰的现象，甚至痰中带血；在下可改善消化道排泄的功能。

3. 专家提醒购买秋梨膏时请务必到正规药店购买，看清配料表，切勿购买饮料类的"秋梨膏"。

※内服外敷话膏方

扫描二维码
听医生为您讲解详情

说起膏方，老百姓再熟悉不过了，甜甜的凉凉的一口下去真是沁人心脾，大饱口福的同时还能治病强身，药效更是令人拍手称赞，可您是不是忘了，膏剂不仅能内服还能外敷呢，日常生活中大家最为常见的要数狗皮膏药了，有个腰腿疼痛，总是少不了它的身影，那么狗皮膏药属于外敷膏剂的哪种类型？膏剂又有怎样的分类呢？

北京中医药大学特聘教授：王国宝

· · · ·

王国宝，高级技师，国家级非物质文化遗产项目"鹤年堂中医药养生文化"代表性传承人，北京中医药大学主讲教授。自1971年师从启蒙恩师赵明华先生学习中医，后又受到宗维新、刘春圃和梁宗翰等北京中医名家的临床指导。擅长运用膏方调理人体的亚健康，治疗多种体虚证，内科常见病、妇科常见病、儿科常见病和疑难杂症等。

嘉宾：

　　王老师，我发现秋梨膏真是个好东西，不仅味道好还能治病。提到膏，我又想到一种，我们身体哪里受伤了会贴一些膏药，过去常用"狗皮膏药"熬的药膏，弄一坨往皮肤上"啪"一糊，您说这种药膏和上面的秋梨膏是不是都算膏呢？

专家：

　　这是两回事儿。前者是内服的膏，后者是外贴的膏。

嘉宾：

　　这不就是内服外用嘛。

专家：

　　对！内服外用涵盖了中医临床治疗的两个方面。确切地说，秋梨膏是一种煎膏剂，外敷膏是皮肤外用的膏剂，外敷膏有不同的品种，用松蜡、香油调制的叫油膏；前面说的"狗皮膏药"叫硬膏。不仅如此，硬膏还有形状类似于筷子，比筷子略粗，仅一寸长的圆形膏剂。

嘉宾：

　　这能治什么病呢？

专家：

　　比如正值青春期的年轻人往往爱长疔毒疙瘩（青春痘），因为这时体内阳气盛，加上饮食、气候的影响，毒火容易瘀积于体内，发作时皮里肉

疗妻疮瘘患者可用膏药棍加热融化敷于患处。

外会先长一个硬疙瘩，所以治疗时通常内服和外服双管齐下：内服，服用中草药进行清热解毒；外用，把上面那些像筷子一样一段一段的膏药棍放在火上，待它们融化时滴在红肿和硬疙瘩的皮肤表面。

嘉宾：

那肯定挺烫、挺疼的吧？

专家：

不会，因为膏药棍加热到40℃~50℃时就融化了，这温度比洗澡水温度稍高一些，人的皮肤是完全可以接受的。

外敷膏分为油膏和硬膏两种。

一般来说，外敷膏分为油膏和硬膏两种。拿油或蜡制作的油膏直接涂抹于皮肤上即可；而贴的像小长棍的硬膏，一般人都知道，使用前一定要先把它放在火上加热变软了之后才能用。

嘉宾：

以上是外用药膏的分类，那么内服药膏有细分的种类吗？

专家：

有！比如秋梨膏，中医里叫成品膏方。注意一定要是医院的药房、正规药店以及正规医疗机构加工制作好的成品膏方，其质量才有保障。

正规渠道成品膏方购买有保障。

嘉宾：

这种膏方实际是中药的一种剂型，须达到药的剂量水平才行。

专家：

　　没错。成品膏方是事先制作好的，是根据一类病症的临床表现进行的组方配伍加工而成的，而不是根据一个人的临床表现制作完成的。

　　成品膏方具有药味组成简单、食用方便、安全系数相对高，以及对一类病症临床疗效明确等特点。满足以上特点的这类药材往往适合做成此膏方。

　　但也有例外，比如，前两天有一个病例，一位大约六七十岁的老年人，临床表现为神疲乏力、精神萎靡、睡眠不佳、腰酸腿疼、下肢无力等症状，还伴有高血糖、高血压、脾胃功能差等。根据他的临床症状，应"找其实，看其标"，即先解决身体内的问题，再考虑身体表征的问题，然后再综合考虑，辨证治疗，制作出临床配方膏方的产品。

　　总而言之，膏方分成两大类：一类是工业化加工生产的叫作成品膏方，另一类是临床医生根据患者的身体状况，经过辨证施治开出处方，药剂人员再根据此方加工出的膏方，称为临床膏方，或者也叫临证膏方。

嘉宾：

　　我觉得这膏方特别好，但是我们在喝时是不是要像汤药似的先要加热或者熬开了再喝呢？

专家：

　　您说的这一点非常重要，临床上确实有很多患者对膏方的服用方法不太了解。一般来说，膏

成品膏方针对一类病症都可以使用。

病症多适合使用临床膏方。

膏方分类：成品膏方和临床膏方。

97

膏方早上空腹含服效果佳。

方的服用方法比较简单，主要推荐两种方法。

第一，早晨空腹含服。早晨起来洗漱完，把膏方放在嘴里含服。这里有一个含服小经验：嘴里有异物时，唾液自然加速分泌，随着唾液分泌量的增加，膏方被慢慢稀释，然后再徐徐咽下，这种服用方法所产生的药效更好。

第二，晚上服用。对于有睡眠障碍或有筋骨病、腰疼、腿疼、胳膊疼等人群，建议在晚上服用，将膏、黄酒和温开水按一定比例：膏一份、黄酒一份、温开水三到五份混合，放在一个容器里调匀，即可服用。

至于服药时间，早晨宜空腹服药，晚上在睡前一个小时左右服药。

膏方调服比例：膏一份、黄酒一份、温开水三到五份，调匀服用。

重点回顾

1. 外敷膏剂分油膏和硬膏，油膏即中药软膏；硬膏通常叫做膏药，还有少数像筷子一样一段一段的膏药棍。

2. 内服煎膏分为成品膏方和临床膏方，成品膏方好比药店里买的非处方药，有对应病症就可以买来服用，而临床膏方就好比处方药，要经过医师的专业诊断，制成只针对个人病症特别膏方，一人一方不可混用，所以也叫临证膏方。

3. 煎膏的服用方法主要推荐两种方法：第一，早晨空腹服用；第二，对于有睡眠障碍的人群或有腰腿疼痛患者，建议在晚上服用，将膏一份、黄酒一份、温开水三到五份混合在一起，放入容器里调匀，于睡觉前一个小时左右服药。

※祛病除疾用「蜜药」

膏方是中药制剂丸、散、膏、丹、酒、露、汤中的一种剂型。十多年前说起膏方二字，许多人还很陌生，还以为是狗皮膏药的膏，再往前推一百年，这膏方就连地主家都不一定能享用，恐怕只有少数达官显贵才能服用，足以说明它的珍贵与档次。如此稀罕的膏方究竟有何奥妙，让大家这样趋之若鹜，膏方又能治疗哪些疾病，快来听听专家的见解吧。

扫描二维码
听医生为您讲解详情

北京中医药大学特聘教授：王国宝

....

王国宝，高级技师，国家级非物质文化遗产项目"鹤年堂中医药养生文化"代表性传承人，北京中医药大学主讲教授。自1971年师从启蒙恩师赵明华先生学习中医，后又受到宗维新、刘春圃和梁宗翰等北京中医名家的临床指导。擅长运用膏方调理人体的亚健康，治疗多种体虚证，内科常见病、妇科常见病、儿科常见病和疑难杂症等。

嘉宾：

关于膏方，历史悠久，疗效显著，但现在很多人仍对它比较陌生。王老师，您今天能多聊聊它，让我们对它更加了解吗？

专家：

中医里常说："汤者荡也"，意思是说汤药就像组织大兵团作战一样，对病症进行彻底地围剿与消灭，如扫荡一般，故"汤者荡也，丸者缓也"。

嘉宾：

也就是说，汤药像部队，丸药像警察，前者能维护治安，后者能抓小偷。

专家：

对于某些急、慢性疾病病势缓和时，或者病灶深、病程长的一些疾病，您觉得用什么治疗方法呢？

嘉宾：

不是汤药就是丸药？

专家：

用膏方啊！在中医临床上膏方对于非常复杂的疾病都能够很好地得以解决。而在西药制剂中，为了改善口感，片剂的外面通常会裹上一层糖衣，叫赋形剂，也就是辅料，换句话说，和面要加水，但是水只能使面粉和在一起，却不能改变面粉本身的性质。

但是中药中的膏方可不简简单单是这样。制作膏方时加的蜂蜜或者转化糖在中医上是有其特定内涵的。比如两人同时患上流行性感冒，一人身强体壮，抵抗力强，扛过去了，可另一人身体抵抗力差，感冒发烧了！而膏方中所加的蜂蜜确有奇效：第一，它可补中益气，提高免疫力，中医学上叫"扶正"；第二，它对某些疾病也有帮助，如感冒、牙疼等。

嘉宾：

对，牙疼抹蜂蜜，比如蜂胶牙膏。

专家：

或者喝蜂蜜水！因为蜂蜜有缓急止痛的功效。

第三，蜂蜜还有润肠通便的功效。当消化系统或其他方面出现问题时往往会反映到消化系统，轻则小便赤黄，重则大便干燥或秘结，以致上下不通，这病还能好得了吗？蜂蜜有缓解此症状的功效。

另外，老百姓常说："是药三分毒"，而蜂蜜可用来解毒，克服其他中药所产生的一些副作用。

总之，中医学认为，蜂蜜主要有四大功效：补中益气，缓急止痛，润肠通便，解毒。因此膏方加工中所加入的蜂蜜还能说是辅料吗？

嘉宾：

这明明是药啊。

蜂蜜的功效：补中益气，缓急止痛，润肠通便，解毒。蜂蜜在膏方中作用至关重要。

专家：

对！它会和诸多药物有机地结合在一起，以达到临床上预期的治疗效果，您说膏方是不是很神奇？

嘉宾：

确实不一般。

专家：

不管治疗什么疾病，中医里有八大武器："汗吐下和，温清补消"，相当于古代作战时的"刀枪剑戟，斧钺钩叉"。清代有一位中医大家，叫程国彭，他在《医学心悟》中曾说过："一法之中，八法备焉；八法之中，百法备焉。"意思是一种方法太简单，大家不明就理，而百种方法又太复杂，如果去掉最少的和最复杂的，您觉得中医治疗的八种武器中，膏方可以充当其中的几种"武器"？

嘉宾：

"汗"和"吐"应该不是，吃完发汗就吐了；"下"是排便，应该是吧？

专家：

其实在中医治疗的这八种武器中，所谓"汗"是发汗，什么时候才发汗？

嘉宾：

感冒发烧了。

一法之中，八法备焉；八法之中，百法备焉。

中医治疗的八大武器：汗、吐、下、和、温、清、补、消。

专家：

这时可采用发汗的办法来解决。

所谓"吐"：让人吐出来以解决疾病问题，比如吃了不洁净的食物中毒了或误服了一些有毒的食物，这时就要用呕吐的办法把吃进去的东西吐出来。

还有"下"，包括利小便和通大便两方面，但这对于年老体弱患者是行不通的，因为他们的体质虚弱，这时就要用缓下和润下，可这两种办法在中医临床中是不能用膏方来解决的。

所以，中医治疗疾病的八大法宝，除了汗、吐、下三种方法外，膏方可以代替另五种。

嘉宾：

膏方如此高大上，是不是离我们的生活很遥远？能自己在家制作吗？

专家：

不行！这不光费工夫也不一定有这手艺，况且也很难达到精工细作的操作水准。

嘉宾：

您能推荐一种自己在家简单操作的方子吗？

专家：

有！我教您一个喝粥的方子，您可别小看它，这是一剂缓解疾病的良方，叫二米粥，就是糯米（江米）和大米。其做法很简单：江米一份，优质

除汗、吐、下三法外，膏方都可适用治疗。

大米两份，加水适量，熬到浓稠适度，最好偏稀一点即可。

这粥对身体大有好处，可补中益气，健脾养胃。不管是老人、小孩，还是年轻人，如果能常年坚持喝，将受益一生。

重点回顾

1. 中药治病有八大武器："汗吐下和，温清补消"，膏方就占了五种，不能使用的汗、吐、下法，也不是太常用的治疗手段，足见膏方的神奇。

2. 膏方的神奇之处还在于通常会加入的蜂蜜，它并不像裹在西药片剂上的糖衣，只是作为辅料用来改善口感，它更多的作用是调和中药，使得膏方中的各种药材能够发挥最大的功效。

3. 膏方在家操作复杂，中医专家特推荐一款简单易行的小妙招：二米粥，做法：江米一份，优质大米两份，搁水适量，熬到浓稠适度，最好偏稀一点。此方老少皆宜，长期坚持，可受益一生。

癌症患者饮食的宜与忌

※

癌症患者想要恢复健康除了治疗，关键还要靠饮食，很多人因为害怕吃得好引起肿瘤复发转移，这也不敢吃那也不敢碰，结果是营养状况恶化，对病情不利。处在恢复期的患者，菜谱不能太窄、忌口不能太严，要根据自身状况，给予必要的食补，那么到底哪些食物是癌症患者确实不能碰的禁区，而哪些食物可以作为抗癌食品长期食用呢？下面就让我们聊一聊癌症患者饮食的宜与忌。

扫描二维码
听医生为您讲解详情

北京中医药大学教授：张春荣

• • • •

张春荣，北京中医药大学教授，主任医师。临床主攻癌症的治疗，具有较丰富的经验。对增生、结节，发挥"治未病"的优势，防患于未然。对术后、放疗、化疗者，减少病痛、提高生活质量、延长存活期等方面有较深入研究。

嘉宾：

我们说肿瘤患者除了在治疗上需要重视以外，生活中的调理也非常重要。

专家：

说到肿瘤，就得谈到肿瘤的成因。肿瘤的本质是细胞的异常分化，细胞的异常分化往往是基因突变引起的，我们认为，不健康的饮食可能也是导致基因突变的驱动因素之一。

癌症高发可能和吃有关系。

为什么以前没有那么多肿瘤患者，因为过去大家的生活相对简单，农产品的产量很低，那时候的黄瓜都长得歪歪曲曲，不好看，而现在的黄瓜长得又直又长，甚至每一根都还带着新鲜的花。再比如大家都比较关注的大豆油，外包装上都写着"非转基因大豆"，为什么要写明这个呢？其实就是点明要"老天爷给什么就吃什么"。

嘉宾：

什么是"老天爷给什么"？

专家：

一是非转基因食品；二是应季食品。比如春天，香椿芽一类的芽菜就是应季蔬菜。我们提倡自然环境里有什么就吃什么，别吃"成精的"。

健康饮食：首选非基因食品、应季食品。

嘉宾：

什么叫"成精的"？

专家：

比方说味精一类的化学加工的食物要少吃一点，应首选天然的食物。

专家：

近些年发现有些癌症的成因还有地域性，比如我国某省份的某县是食道癌的高发区，这与当地的水质、环境、饮食习惯都有关系。有些地区，人们特别喜欢喝热粥，食道表皮经常受损，也易发食道癌。

癌症高发也可能与区域有关。

嘉宾：

吃烫的食物也会导致食道癌吗？

专家：

对，入口的食物不能太烫，偶尔一两次吃得烫了没关系，但如果经常性的吃烫食肯定不好。另外，不新鲜的饭菜也要少吃，尤其是老年朋友，经常把剩菜热了继续吃，这对身体健康也是非常不利的。

过烫食物会灼伤食道表皮黏膜，造成浅表性溃疡。

嘉宾：

老年人吃得少，剩下的饭菜舍不得倒掉，反复加热，反复剩，儿女把剩菜倒掉，老人还生气呢。

专家：

饭菜剩下后放置时间过长或反复加热会产生大量的亚硝酸盐，亚硝酸盐本身就是一种致癌物

剩菜中有害物质多，不易常吃。

质，虽说短期内不会因为吃一顿剩菜就得癌症，但长年累月下来，对身体健康是有很大损害的。

嘉宾：

剩菜剩饭最好就不要吃了，还有哪些食品是不适合癌症患者吃的吗？

专家：

还有一些要忌口的食物。比如牛羊肉、海鲜、白酒这类发性食物，这些食物都是热性的，有些患者刚做完手术或者本身还有乳腺结节、甲状腺结节等，这些发物可能成为癌细胞扩散和转移的促进因素。

乳腺癌内部的转移我们肉眼看不到，但是转移到皮肤或淋巴，会出现皮肤红肿、淋巴结肿大、疼痛等可见症状，甚至皮肤溃烂、流脓，散发出非常臭的气味，这就属于中医的火证、热证。我建议癌症患者，尤其是刚做完手术或者本身有结节的患者，要控制饮食，少吃牛羊肉和海鲜，并严格忌酒。

癌症患者忌口：不吃牛羊肉、海鲜和酒类等发物。

发物可成为癌细胞扩散和转移的促进因素。

嘉宾：

不是说患者要吃优质蛋白质吗？这牛羊肉和海鲜都不能吃，患者又该从哪里获取蛋白质呢？

专家：

有一种食物很适合癌症患者，就是甲鱼。甲鱼富含优质蛋白质，可以提高患者化疗期间的身体免疫力。甲鱼鳍性属阴，有滋阴清热潜阳的作用，对化疗后低热的患者，有退虚热的功效；此外，还有缩小肿块和结节的效果，所以经常吃甲鱼，无论是炖食还是煲汤，都对治疗有辅助作用。

嘉宾：

除了甲鱼之外，还有哪些食品能够帮助抗癌呢？

专家：

还有一些癌症患者适宜多吃的食物，比如说蕈类植物。

嘉宾：

就是菌菇类。

专家：

对，多孔菌科，比如平菇、木耳、银耳等。在国际上有两个受过核污染的地区，一个是日本，另一个是乌克兰的切尔诺贝，在核污染地区，气候干燥，几乎所有的生物都无法生存，甚至连细菌都没有，但是唯独蕈类植物可以生长。

有人破解这个原因发现蕈类植物能抗辐射，它性质属阴，所以能治疗阳热的问题。还有研究表明，蘑菇类本身对癌细胞有一定的抑制作用。

不同的菌类作用略有区别，比如银耳偏凉，它有清热养阴的作用。如果化疗后略有低烧，或者口干、口渴，可以用一朵银耳，两三块冰糖，十

蕈类植物具有抗癌抗辐射作用。

放疗患者多吃菌类植物，利于减轻辐射灼伤。

银耳具有滋阴润肺的作用，既能增强人体免疫力，又可增强肿瘤患者对放化疗的耐受力。

多粒枸杞，还可以加几片百合，放在碗里隔水蒸，蒸熟后晶莹剔透，饮用后对身体非常好。

嘉宾：

俗话说，哀莫大于心死，其实癌症患者能不能康复，除了要看癌症的性质外，还有一个非常重要的因素，也是唯一掌握在患者自己手中的因素，那就是精神心理。有人甚至说癌症患者一是吓死的，二是愁死的，三是病急乱投医、折腾死的，四才是病死的，足见患者心理对病情的影响。那么患者应该怎样为自己的精神松绑，提升勇敢面对病情的正能量呢？

癌症患者的精神养生不可忽视。

专家：

精神压力也是癌症产生的因素之一。实际上高压行业的人肿瘤的爆发率是更高的。

嘉宾：

尤其是年轻人，早上睁开眼就有房贷压力，开车有车贷压力，上班看老板的脸色，有工作压力。

从肝郁到肿瘤并不远！千万不能气、急、累。

专家：

对，你说的这些压力叫肝气郁滞，肝对应木，脾胃对应土，而木克土，所以肝气郁滞对消化系统有影响，会导致气血的运行不通畅。

癌症患者如果长期处在精神压抑、精神纠结的生活环境中，会导致气滞血瘀，而这正是导致肿瘤的因素之一。有的癌症患者在得知自己患病后，精神压力特别大，但是这种压力不但解决不了问题，还会加重病情。所以我劝这些患者应该想开一点，彻底地放松。实际上，有很多的癌友，在见面时的第一句话都是：还活着呢？

嘉宾：

活着就高兴。

专家：

健康就幸福。我的老师40多岁就因宫颈癌而做了子宫切除手术，现在93岁高龄了，还能自己做做饭，拎壶水到楼前浇浇花，生活得很好。

中医学中有三句话可以指导人们养生，第一句话是《黄帝内经·上古天真论》中的"虚邪贼风，避之有时"，意思是要及时地回避各种致病因素。

第二句话是"恬淡虚无，真气从之"，意思是不要看别人怎么样，不要为别人活着，过自己的日子。

第三句话是"精神内守，病安从来"。一个好的心态，会让疾病无从发生、无从发展。

嘉宾：

这养生三句话，其中两句话都谈的是精神的养生。说明调节情绪确实应该引起我们重视。

重点回顾

癌症患者健康饮食攻略

1. 拒绝转基因食品。

2. 多吃应季食品，拒绝反季节果蔬。

3. 过烫食物会灼伤食道黏膜，造成浅表性溃疡，容易引发胃病。

4. 剩菜中有害物质多，不易常吃。

5. 发物可成为癌细胞扩散和转移的促进因素。癌症患者应忌口牛羊肉、海鲜和酒类等发物。

6. 草类植物具有抗癌抗辐射作用。放疗患者应多吃草类植物，利于减轻辐射灼伤。

7. 银耳具有滋阴润肺的作用，既能增强人体免疫力，又可增强肿瘤患者对放化疗的耐受力。

癌症患者的精神养生不可忽视

1. 心理压力会加重病情。

2. 从肝郁到肿瘤并不远！千万不能气、急、累。

3. 规避各种致病因素是养生的根本。

4. 不要追求过多的欲望，回归恬淡的生活境界。

※ 吃顿健康肉

平时大鱼大肉吃多了，今天来换换口味，中医养生专家为您介绍一种北方餐桌上不太常吃的肉，让您不光吃得有滋有味，更能吃得健康。

扫描二维码
听医生为您讲解详情

北京中医药大学特聘教授：王国宝

· · · ·

王国宝，高级技师，国家级非物质文化遗产项目"鹤年堂中医药养生文化"代表性传承人，北京中医药大学主讲教授。自 1971 年师从启蒙恩师赵明华先生学习中医，后又受到宗维新、刘春圃和梁宗翰等北京中医名家的临床指导。擅长运用膏方调理人体的亚健康，治疗多种体虚症，内科常见病、妇科常见病、儿科常见病和疑难杂症等。

专家：

今天给大家推荐一道平时不常吃的肉，鹅肉。

嘉宾：

一说到鹅，我首先就想起了西餐里的鹅肝，非常美味。鹅肉吃得比较少，它有什么特别的营养价值吗？

专家：

鹅肉与其他的禽类肉不一样，它的蛋白质含量高，脂肪含量少，脂肪含量仅次于鸡肉；但是维生素、微量元素等营养元素含量都很高。

鹅肉鲜嫩松软，清香不腻，可熏、蒸、烤、烧、酱、糟、煨汤等，是秋季养阴的良菜佳肴。

嘉宾：

营养很丰富。

专家：

关键是它的蛋白质质量非常好，是优质蛋白。在这蛋白质中还有一种氨基酸，特别适合人体吸收。鹅肉的味道是非常能够让人接受，是一种很好的饮食，可以烹饪成各种菜肴。

鹅肉是理想的高蛋白、低脂肪、低胆固醇的营养健康食品，含钾、钠、钙、镁等十多种常量元素和多种微量元素。

嘉宾：

从中医角度讲，鹅肉有什么食用价值呢？

专家：

从中医讲，鹅肉味甘、性平，基本适合大多数人群食用，除此之外，它有补益气血的作用，还可以润燥、生津止渴。大家知道糖尿病患者往

鹅肉的食疗价值：味甘性平，能补虚益气，益胃止渴。

往会有口渴、多饮的习惯，而鹅肉恰恰具有生津止渴的功效。

嘉宾：

　　那鹅肉真可以作为糖尿病患者的饮食益友了。

专家：

　　对。一般而言，人体得病往往与体质虚弱有关系。虚是因为气血不足，各方脏腑功能减弱，造成体虚，抵御外邪的能力减少，久而久之会体弱、消瘦、乏力，导致气血两虚。鹅肉恰恰能够补气养血，改善身体状态。非常适合身体虚弱、营养不良者食用。

> 鹅肉适合身体虚弱、营养不良者食用。

嘉宾：

　　那还很适合一些消耗性疾病的患者。

专家：

　　对呀，对消耗性疾病的患者而言，鹅肉有很好的滋补效果，即不上火也不寒。还有就是术后患者会有气血两虚的症状，也适合食用一些鹅肉。鹅肉不像羊肉，容易使人上火；也不像牛肉，纤维粗，不好消化。

> 术后患者宜食用鹅肉恢复元气。

嘉宾：

　　鹅肉可能在南方地区吃得比较多，我们日常吃得很少，老师，怎么做才能更好地发挥鹅肉的作用呢？

> 鹅肉含有优质的蛋白质和脂肪，阴虚之人食用后不燥，阳虚之人食用后不寒。

专家：

　　饮食中有春鹅秋雁之说，意说春季吃鹅最好。今天我给大家介绍一道鹅肉药膳——沙参玉竹煲鹅汤。

嘉宾：

　　沙参、玉竹，是不是都是好东西呀？

专家：

沙参具有滋阴润肺的功效。

　　对，沙参在临床上有很好的滋阴润肺作用；南沙参还有止咳化痰的功能。玉竹有滋阴清热的作用。

嘉宾：

　　您快教教我们怎么做吧。

专家：

沙参玉竹鹅汤：鹅肉300克，沙参10克，玉竹10克，葱、姜、蒜、八角各少许。

　　食材准备以下几样：鹅肉，一般准备300克；沙参、玉竹各10克；调味料准备葱、姜、蒜、八角各少许。把沙参、玉竹用纱布包起来，用来煎汤，煎汤后就把沙参玉竹的纱布包扔掉了。

嘉宾：

　　这么好的东西为什么要扔掉呢？

专家：

　　因为沙参、玉竹虽然是两味很好的中药，但都具有比较强的纤维性，口感不好。

嘉宾：

这道药膳不单要有营养、有疗效，还得保持好口感。

专家：

对。煎好沙参玉竹汤之后，还要把鹅肉处理一下，把鹅肉切成块，在滚水中焯一下，这样，前期工作就算做好了。

热锅上火，稍微倒点油，把葱、姜、蒜煸香，然后把煎好的沙参玉竹汤倒进去，最后加鹅肉块，文火慢慢炖，炖得汁液浓稠了，再加盐调味，摆盘的时候为了漂亮也可以点缀些颜色鲜亮的菜叶。这道沙参玉竹煲鹅汤就做好了。

重点回顾

1. 鹅肉是理想的高蛋白、低脂肪、低胆固醇的营养健康食品，并含钾、钠、钙、镁等十多种常量元素和多种微量元素。

2. 沙参玉竹鹅汤：将葱、姜、蒜、八角加油煸香，倒入沙参玉竹汤，加鹅肉文火炖煮，待汁液浓稠，加食盐调味。

3. 鹅肉味甘性平，能补虚益气，益胃止渴，适合身体虚弱、营养不良者，术后患者食用。阴虚之人食用后不燥，阳虚之人食用后不寒。

※ 餐桌上的百搭神物

扫描二维码
听医生为您讲解详情

　　每到聚会聚餐，餐桌上就少不了山珍海味，不过大吃大喝的同时也别忘了健康，下面推荐一种食品，它堪称是餐桌上的百搭食物，无论是烧菜、煲汤、还是做甜品，都可以用到它，而且味道软糯甘甜，老人小孩都爱吃，更重要的它还有很高的食疗价值，让我们一起看看它是什么吧。

北京中医药大学特聘教授：王国宝

＊＊＊＊

　　王国宝，高级技师，国家级非物质文化遗产项目"鹤年堂中医药养生文化"代表性传承人，北京中医药大学主讲教授。自 1971 年师从启蒙恩师赵明华先生学习中医，后又受到宗维新、刘春圃和梁宗翰等北京中医名家的临床指导。擅长运用膏方调理人体的亚健康，治疗多种体虚症，内科常见病、妇科常见病、儿科常见病和疑难杂症等。

专家：

　　今天给大家推荐一种食物，堪称是餐桌上的百搭食物——芋头。

嘉宾：

　　芋头用什么好的药用价值吗？

专家：

　　当然有了，沈括的《梦溪笔谈》中有记载，一只大蜘蛛被马蜂蜇了，肚子膨胀的就快要裂开了，在这种艰难的时刻，蜘蛛爬到一颗芋头秧上，把秧子杆咬破，将伤口在秧子杆流出的汁液上蹭一蹭，慢慢地伤口就消肿了。

嘉宾：

　　芋头有解毒消肿的功效呢！

专家：

　　对，除此之外，芋头还有通便排毒的作用。每当有聚会、聚餐的时候，人们往往容易暴饮暴食，造成食滞、消化不良等，这时吃点芋头有助于通便排毒。

嘉宾：

　　您说得太对了，有时候大吃大喝，很容易肠胃不舒服。为什么芋头能通便解毒呢？

专家：

　　芋头含有多种多糖和膳食纤维，在人体的消

《梦溪笔谈》，北宋科学家、政治家沈括（1031-1095）著，是一部涉及古代中国自然科学、工艺技术及社会历史现象的综合性笔记体著作。

芋头中的粗纤维刺激和加强肠道蠕动，利于排便。

化道里吸收水分而膨胀，一方面可以促进大肠蠕动，另一方面还可以裹胁着肠道中的其他东西一起排出人体。

另外，芋头虽然含有丰富的营养元素，但是其脂肪含量很低，在带给人体必要的热量之外，还不容易使人变胖。用俗话说就是，顶饿又不长肉。

芋头含有丰富的营养元素和极低的脂肪含量。

嘉宾：

芋头的这个特点会很受女孩子欢迎的。

专家：

除此之外呢，芋头的含氟量比较高，能够起到健齿、固齿的作用。

芋头含氟量较高，具有保护牙齿的作用。

嘉宾：

就与平时用的牙膏似的吧？

专家：

对，含氟牙膏就是有健齿、固齿的作用。当然了，也正因为这点，为了避免氟摄入过量，在高氟地区的人们就要尽量少吃芋头了。

嘉宾：

听您说了这么多，芋头确实挺好的。但是芋头的清洗和削皮问题是一项很大的困难工作，尤其是削皮的时候，芋头表面有一层黏液，沾到手上会发痒，这是为什么呢？

专家：

你说的这点没错。芋头有一种黏液质，其中含有一些容易刺激皮肤发痒的成分。

嘉宾：

那有什么办法可以解决这个问题吗？

专家：

有两个办法。第一个办法是预防性的，可以在处理芋头的时候戴上一次性手套，不接触黏液质，就不会痒了。

嘉宾：

如果忘记戴手套了，皮肤已经接触到芋头的黏液了，该怎么办？

专家：

如果皮肤已经接触到黏液而发痒了，也不用害怕，这时候可以用第二个办法，就是在火上或者热源附近烤一烤，就不痒了。

摸完芋头发痒，可在火上烤一烤即可消除。

嘉宾：

这个办法下次可以试一试了。市面上的芋头主要分成两种，一种大的一种小的，这两种有区别吗？

专家：

这两种芋头在食用上是有区别的。小芋头有

点像湿瓢白薯，一般适合蒸着吃。大芋头就像干瓢白薯，与小芋头口感不太一样，适合做菜吃。

嘉宾：

这两种芋头都是人工栽种的家芋头，据说还有一种野芋头，野生芋头是不是比家芋头要好呢？

专家：

野生芋头毒性较大不可食用。

这其实是一个误区。一般情况下，都觉得野生的比人工培育的好，比如人参一类的药材，但芋头并不适用这个原则。野生芋头有毒性，而市面上的芋头是经过多年的人工培育和改良后的品种，毒性渐渐变小，可以正常食用。另外，由于芋头有微毒，食用没做熟的芋头会有麻舌感。所以日常食用中，一定注意要彻底煮熟，不可生吃。

芋头有小毒，生食会有麻舌感，不可生吃。

嘉宾：

芋头有这么多的优点，日常生活中，我们只会把芋头蒸熟后蘸白糖吃，您能介绍一些另外的吃法吗？

专家：

今天给大家介绍一道素烧芋头的做法，既简单又美味。

需要准备200克芋头，100克核桃仁，水淀粉，葱、姜等调料。先将芋头清洗、削皮，切成滚刀块，放进油锅，将外表炸成金黄色；然后将核桃仁也放进油锅，炸香既可，这样准备工作就完成了。

接下来就按普通炒菜的方法就可以了，在锅里倒点油，将葱、姜等调料炒香，再将准备好的芋头和核桃仁倒入锅里翻炒一下，出锅前勾芡，这道菜就完成了。

重点回顾

芋头小小功效多

1. 芋头汁液能解毒消肿。

2. 芋头中的粗纤维可以刺激和加强肠道蠕动，利于排便。

3. 芋头含有丰富的营养元素和极低的脂肪含量，不易使人长胖。

4. 芋头中含氟量较高，具有保护牙齿的作用。

5. 芋头不仅食疗价值高，还有很好的味道，是适合秋冬养生的滋养佳品，芋头可以作为排骨鸡肉和虾仁等荤菜的搭配，还可以单独加调料烹制成香甜可口的素菜，而它软糯的口感还很适合制成甜品，是一个百搭又营养的养生食品。

食用芋头需注意

1. 摸完芋头发痒，在火上烤一烤即可消除。

2. 芋头有微毒，生食有麻舌感，不可生吃。

3. 野生芋头毒性较大，不可食用。

※ 巧吃金橘

扫描二维码
听医生为您讲解详情

　　金灿灿的金橘象征吉祥如意、金玉满堂，寓意着招财进宝、大吉大利，所以礼尚往来的人们喜欢互送金橘。其实金橘除了寓意吉祥和具有观赏性之外，还有很好的养生价值。下面就让专家为我们一一道来。

北京中医药大学特聘教授：王国宝

····

　　王国宝，高级技师，国家级非物质文化遗产项目"鹤年堂中医药养生文化"代表性传承人，北京中医药大学主讲教授。自 1971 年师从启蒙恩师赵明华先生学习中医，后又受到宗维新、刘春圃和梁宗翰等北京中医名家的临床指导。擅长运用膏方调理人体的亚健康，治疗多种体虚症，内科常见病、妇科常见病、儿科常见病和疑难杂症等。

专家：

平时去朋友亲戚家串门的时候，您都带点什么去呀？

嘉宾：

去拜访朋友得带点好东西呀，我带点桂圆，富贵团圆，平时还可以当零食随便吃。这种好东西要多吃，多多益善。

专家：

如果真听了您的话多吃，第二天可能就要有口舌生疮、鼻子流血、牙龈肿痛等上火症状了。

嘉宾：

吃这个还上火呀？

专家：

那当然了。在中药学里把桂圆列为补益类的补血佳品。桂圆，味甘性温、入脾、心经，在临床中还有非常好的补脾、养血、安神的作用。

嘉宾：

桂圆正常应该吃多少合适呢？

专家：

临床上对其也有量的规定，如果做煎剂的话，一天的用量大概是6~9克。一颗桂圆肉大概是1~2克，如果作为入药的话，六七颗也就够了。

桂圆亦称龙眼，性温味甘，益心脾、补气血。

桂圆性温，多食容易引起上火，孕妇胎湿体质和热病患者更是不易进食桂圆。

梨性寒凉，入肺、胃经，可抑制桂圆温性、多食引起上火的症状。

金橘树象征吉利、锦上添花等意，好看又好吃。

如果作为饮食，一般也就 10~15 克，也就是十几颗桂圆就可以了。

嘉宾：

如果我哪天没控制住，桂圆吃多了，有什么办法能解决和克服因此带来的上火的问题吗？

专家：

有啊，推荐一个常见的水果，就是平时吃的梨。首先梨的味道好，味甘酸，与桂圆配起来吃，是比较合适的。第二，梨的性质寒凉，而且入肺、胃两经，正好可以抑制桂圆温性、吃多了容易引起上火的症状，吃的时候可以把梨榨成汁。

嘉宾：

这方法好，可以边吃桂圆边喝梨汁了。王老师，您去串门都带些什么？

专家：

我有时会送棵金橘树，又好看又好吃。金橘黄澄澄、金灿灿的，还有金玉满堂、四季发财的寓意。

嘉宾：

寓意真不错。金橘这水果确实挺好吃的，酸酸甜甜的，是大家都非常喜欢的一种水果。

专家：

那你知道这种水果应该怎么吃吗？

嘉宾：

这个容易呀，平时吃金橘都是连皮带籽直接嚼，一点都不浪费。

专家：

其实金橘的正确吃法应该是含着吃。

嘉宾：

这金橘含着吃有什么特殊的功效吗？

专家：

我们往往是冬天吃金橘，天寒气燥之时，洗干净金橘后含着吃，一来可以生津止渴，二来可以理气开胃、增进饮食，除此之外呢还能理气止痛。

金橘有生津开胃、理气止痛的功效。

嘉宾：

金橘还能止疼吗？

专家：

是的，对于由于消化不良引起来的脘腹疼痛有很好的缓解作用。

另外还有一个功效，对女性朋友很有好处。中医里有一个病症叫乳癖，西医叫乳腺增生，在女性朋友中的发病率是很高的。从现在临床来讲，乳腺增生和乳腺癌往往有很紧密的联系。

嘉宾：

乳腺增生一般是什么原因导致的呢？

专家：

病因有几种情况，第一是由于肝郁气滞。经常生气容易造成气滞血瘀，成结在乳腺部位；第二，往往与脾胃运化有关系，脾胃功能失调容易水湿泛滥。

中医中有有形之痰和无形之痰之分，无形之痰郁结成块。

肝郁气滞、脾失健运、痰气凝结易引起乳腺增生。

嘉宾：

就变成了增生。

专家：

对。除此以外，中医上说肝肾同源，肾不好会影响肝的功能。肝血不足，失其所养，会造成气血凝结，所以肝郁肾虚也会引起乳腺增生。

肝郁肾虚、冲任失调易引起乳腺增生。

嘉宾：

那这个与金橘有什么关系吗？

专家：

刚才解释的几种原因，不管哪种情况，最后往往都与气滞、血瘀、肝郁有关系。而金橘恰恰有非常好的疏肝解郁、理气止痛的功能，从食疗的角度来讲，有很好的预防和治疗乳腺增生的作用。

金橘有疏肝解郁、理气止痛的功效。

重点回顾

1. 桂圆亦称龙眼，性温味甘，益心脾、补气血。但多食容易引起上火，孕妇胎湿体质和热病患者不易进食桂圆。

2. 梨的性质寒凉，入肺、胃经，可抑制桂圆温性、多食引起上火的症状。

3. 金橘寓意吉祥，具有观赏性。在养生方面，金橘有生津开胃、理气止痛的功效，还有很好的预防和治疗乳腺增生的作用。

关于吃
中医有话对你讲